一杯茶的养生

茶香养身心

「喝」护健康 古法今用 自然之力 闲适时光

养生

时间岛编辑部 ◎ 主编

江西科学技术出版社
江西·南昌

图书在版编目(CIP)数据

一杯茶的养生 / 时间岛编辑部主编. -- 南昌：江西科学技术出版社，2025.7. -- ISBN 978-7-5390-9629-2

Ⅰ．TS272.5

中国国家版本馆CIP数据核字第2025FZ0758号

一杯茶的养生
YIBEICHA DE YANGSHENG

时间岛编辑部 主编

出版发行	江西科学技术出版社
社址	南昌市蓼洲街2号附1号 邮编：330009　电话：(0791)86623491　86639342(传真)
印刷	三河市兴达印务有限公司
经销	各地新华书店
开本	787mm×1092mm　1/32
印张	2.5
字数	49千字
版次	2025年7月第1版
印次	2025年7月第1次印刷
书号	ISBN 978-7-5390-9629-2
定价	29.80元

国际互联网(Internet)地址：http://www.jxkjcbs.com
选题序号：ZK2025149　　赣版权登字：-03-2025-170
责任编辑：龙轲轲　杨艺
版权所有　侵权必究
(赣科版图书凡属印装错误、可向承印厂调换)

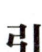

引言

  茶,是中国人刻在骨子里的养生智慧。看似寻常的茶水,实则藏着中医"药食同源"的千年智慧。而今,养生茶更成了家家户户触手可得的"健康法宝",茶中有药性,药借茶香行,正是中医"治未病"的精妙之处。

  为了使读者更加直观地了解各类茶饮,本书讲解了我国源远流长的饮茶文化,并列出了滋养五脏茶、养颜瘦身茶、祛疾健康茶与四季养生茶等多类茶方。结合精美图解,科普含有中药的茶饮中各种中药材的别名、性味、功效以及主治范围,介绍茶饮的制作方法。并写明各种茶饮的注意事项和禁忌,帮助读者更有针对性地选择适合自己的茶饮。

  本书将传统茶饮与中医养生之道融会贯通。不求理论深奥,但求实用有效。翻开书页,您会发现,养生不必跋山涉水寻秘方,一杯茶里自有乾坤。

目录
Contents

第一章
我国源远流长的饮茶文化

简述中国饮茶的历史 ……………… 2
饮茶的注意事项 …………………… 4
饮茶的禁忌时间及建议 …………… 5
饮茶的保健功能 …………………… 7

第二章
滋养五脏茶

人参核桃茶 ………………………… 10
胖大海茶 …………………………… 11
银耳茶 ……………………………… 12
百合花茶 …………………………… 13
甘草茶 ……………………………… 14
菊花乌龙茶 ………………………… 15
清肝平热茶 ………………………… 16
柴胡茶 ……………………………… 17
金银菊花茶 ………………………… 18
丁香花茶 …………………………… 19
补血安神茶 ………………………… 20
茉莉花茶 …………………………… 21

第三章
养颜瘦身茶

养血养颜茶 ………………………… 24
双花祛痘茶 ………………………… 25
防风银花茶 ………………………… 26
百合莲藕茶 ………………………… 27
桂花润肤茶 ………………………… 28
大枣菊花茶 ………………………… 29
核桃牛乳茶 ………………………… 30
薏仁茶 ……………………………… 31
枸骨叶茶 …………………………… 33

牛蒡茶	34
降脂减肥茶	35
双花山楂茶	37
玫瑰蜂蜜茶	38

第四章 祛疾健康茶

陈皮竹茹茶	41
地骨皮茶	42
忍冬茶	43
四神茶	44
五神茶	45
连翘茶	47
五味消毒茶	48
清热止咳茶	49
薄荷茶	50
清暑金香茶	52
桑叶茶	53
紫苏叶茶	54
青蒿茶	55

第五章 四季养生茶

蒲公英茶	58
桑菊香豉茶	59
乌梅茶	60
菠菜根茶	61
竹叶薄荷茶	62
双荷饮	63
绿豆茶	64
苹果陈皮茶	65
柠檬茶	66
三鲜解暑茶	67
百合阿胶茶	68
川贝茶	69
沙参麦门冬茶	70
梨膏茶	71
苹果皮茶	72
二冬二母茶	73
虾仁茶	74

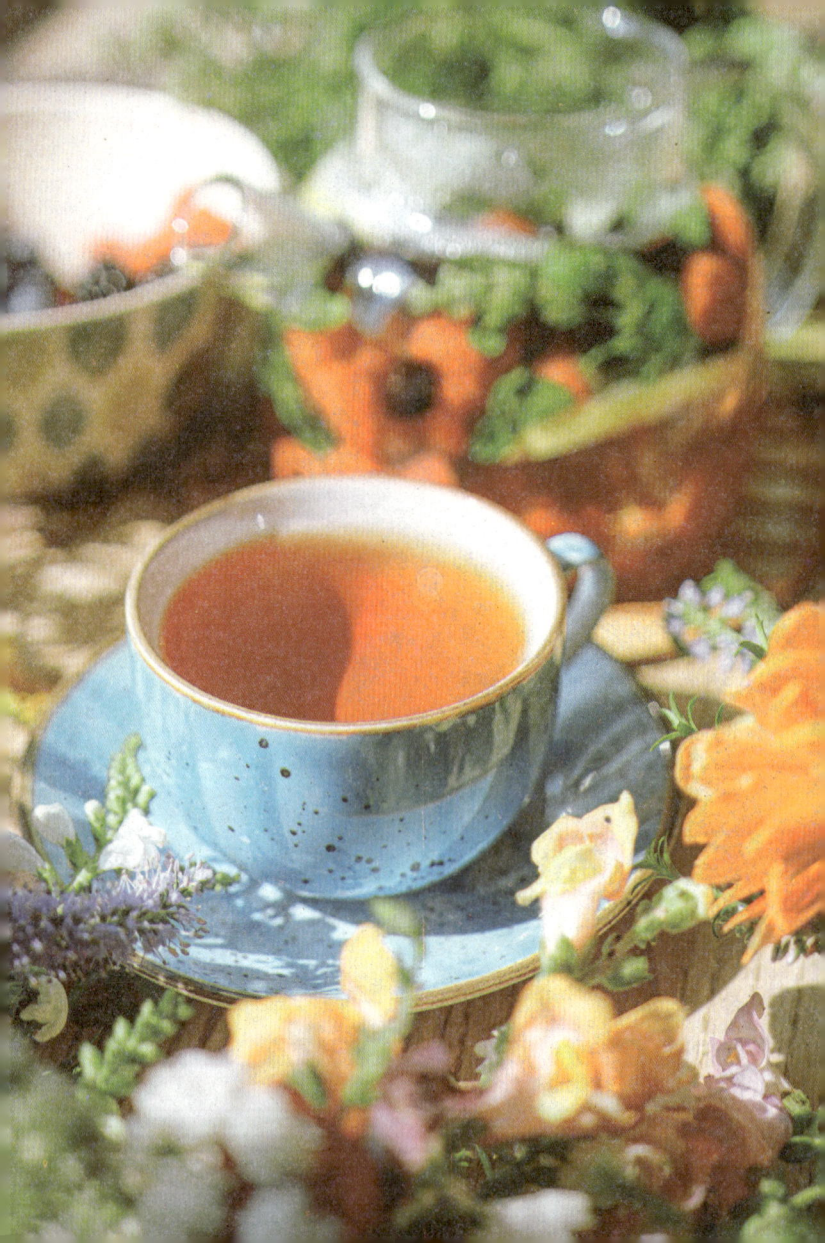

第一章
我国源远流长的饮茶文化

一盏清茶，承载着中华文明五千年的精神密码。从上古先民以茶入药，到唐宋茶道鼎盛；从丝绸之路和茶马古道，到现代茶席的美学复兴，这片东方树叶始终与华夏民族的生活哲学、养生智慧紧密相连。蒸腾的水雾中，茶叶舒展，仿佛在诉说着中国人对自然时序的敬畏。每一个节气都有对应的茶品。人们通过饮茶，感受自然的变化，顺应四季的更替。同时，茶也与身体节律紧密相连，在不同的时间，饮用不同的茶，可以调节身体的状态，达到养生的目的。茶席的设计、茶具的选择、泡茶的技巧，也成为人们追求美好生活的一部分。

本章将循着茶文化的脉络，带您一起解锁古人藏在茶汤里的生命智慧。我们将沿着"茶韵千年"的历史长

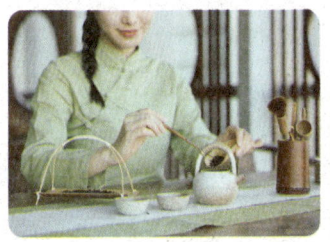

河，探寻茶文化的起源和发展；解读"择时而饮"的养生玄机，了解不同节气的饮茶讲究；破译"茶养身心"的健康密码，学习如何通过饮茶来调节身体。让我们一起走进茶的世界，感受这份流淌在血液中的饮茶智慧，为其续写新的时代注脚。

🌸 简述中国饮茶的历史

中国饮茶的历史可追溯至上古传说。东汉《神农本草经》记载神农尝百草，遇毒后得一树叶解之，于是认定其为治病良药，称之为"荼"。这种说法虽带有一定的传奇色彩，但反映了古人对茶的早期认知。周代已有"茶为贡品"的记载，汉代饮茶之风渐兴，王褒《僮约》中"烹茶尽具"和"武阳买茶"的记载说明当时四川地区已有饮茶风俗和茶叶市场。魏晋南北朝时期，茶文化开始萌芽，茶逐渐从巴蜀地区向北方和长江中下游地区传播。至唐代，陆羽著《茶经》，系统总结茶之采制、烹饮与器用，将饮茶升华为"精行俭德"的文化之道，茶马互市更让茶叶沿丝绸之路远播西域。宋元时期，点茶、斗茶之风盛行，宋徽宗更是亲笔撰写《大观茶论》。文人雅士以茶会友，寺院僧侣以茶参禅，民间"柴米油盐酱醋茶"的谚语更显示茶已融入百姓生活。明清时期，炒青散茶取代团饼茶，六大茶类初具规模，饮茶方式亦由点茶变为泡茶，茶馆遍布街巷，茶戏、茶歌、茶俗蔚然成风。

第一章　我国源远流长的饮茶文化

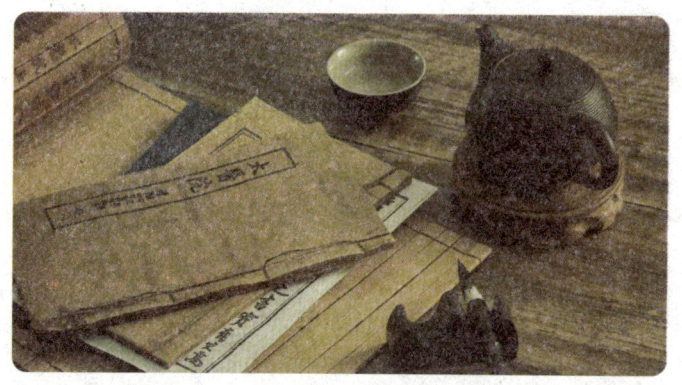

近代以来，茶叶随海上贸易走向世界，成为中国文化的独特符号。千年茶史，既是草木滋养华夏的脉络，更是中国人"以茶养身，以茶养心"的生命智慧。

茶，这种承载着千年历史与文化的饮品，在现代社会正绽放出新的活力。传统茶、花草茶、汉方药草茶以及蔬果五谷茶等丰富多样的茶品，为人们提供了多元化的茶疗选择。在快节奏的现代生活中，饮茶不仅是一种对健康的投资，更是一种对传统文化的传承。茶饮的制作工艺不断革新，冷萃茶、速溶茶等新型茶饮满足了现代人对便捷和口感的双重需求。茶与科技的结合也日益紧密，通过精准的种植管理和先进的加工技术，茶叶的品质和安全性得到了显著提升。同时，茶文化也在不断创新，茶艺表演、茶主题旅游等活动让茶文化更加贴近现代人的生活。

此外，茶的社交功能也在

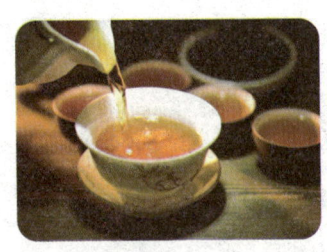

不断拓展，成为人们交流、放松和享受生活的重要媒介。茶的多样性和包容性，能够满足不同年龄、不同文化背景人们的需求。无论是传统的茶道，还是现代的茶饮，茶都以其特有的魅力，为人们提供了一种独特的生活方式和文化体验。

❀ 饮茶的注意事项

适当饮茶虽有益于身心健康，但不当饮用亦有弊端。以下是一些饮茶的注意事项。

茶叶种类多样，包括绿茶、红茶、乌龙茶、花茶和黑茶等，其性味与功效各异。饮茶者应依据个人体质、偏好、健康状态及季节、气候、地域、环境和时间等因素，选择适合的茶叶种类，并采用恰当的泡茶方法，以达到养生保健之效。

饮茶量因人而异。饮茶过多会增加体内水分含量，加重心肾负担，引发心跳加速、情绪波动、失眠、尿频、消化不良，甚至"茶醉"等情况。因此，正常人每日饮茶4~6杯为宜。若饮中等浓度的茶，每杯用茶3克左右，加水150~200毫升。具体茶叶量因人而异。

茶的最佳饮用方式是现泡现饮，这样才能充分保留其独特的香气和鲜爽的口感。如果长时间浸泡，茶叶中的有益成分会逐渐流失，

第一章 我国源远流长的饮茶文化

茶香会变得淡薄,鲜味也会丧失殆尽。特别是隔夜茶,经过长时间放置,茶水容易滋生细菌,可能会对身体健康造成不利影响,所以最好避免饮用。

茶水的温度也需要注意。泡茶的水温因茶而异,但理想的饮茶温度应该是温热的,这样既能充分感受茶的风味,又不会对口腔、食道和胃造成刺激。如果茶水过烫,可能会烫伤口腔黏膜、食道黏膜以及胃黏膜,长期饮用过烫的茶水,还可能增加患食道疾病的风险。因此,为了健康和口感,饮茶时应以温为宜,避免饮用过烫的茶水。

总之,饮茶是一门大学问,它不仅关乎口感的享受,更与健康息息相关。只有合理选择茶的种类、控制饮茶量、注意饮茶方式等,才能够充分发挥茶的养生优势,让这一古老的传统饮品更好地融入现代生活,为健康保驾护航。

❀ 饮茶的禁忌时间及建议

饮茶虽有益,但须注意避免在某些特定时间饮用,以免影响健康。首先,空腹时不宜饮茶。因为空腹时茶中的咖啡因等成分容易被过量吸收,从而导致心慌、头晕等不适症状。由于大部分茶叶都含氟,空腹饮用会增

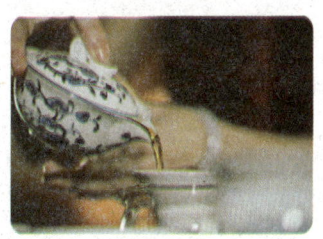

加人体内的氟含量。长此以往，可能导致牙齿、肠道、肾功能损伤，甚至对骨质产生毒害。其次，饭后不宜立即饮茶，尤其是浓茶。茶中的咖啡因不仅会抑制胃酸的分泌，还会稀释胃酸，影响胃酸中蛋白酶等的分泌，进而影响消化。此外，睡前2小时之内也不宜饮茶。尤其是含有较高咖啡因的茶，如绿茶、乌龙茶等，以免影响睡眠质量，导致失眠或多梦。对于女性来说，生理期及孕期也不宜多饮茶、饮浓茶。

科学饮茶更养生。清晨品淡绿茶，醒脑清心；上午饮茉莉花茶，芬芳怡人，提升效率；午后喝红茶，解困提神；下午工作间隙或休息时，牛奶红茶或绿茶配点心、果品，补充营养；晚上与亲友共饮乌龙茶，谈心品茶，情趣盎然。感兴趣的话，不妨试一试。

在现代社会中，茶已经不仅仅是一种饮品，更是许多职业人群的"生活必需品"。脑力工作者，如作家、学者，常常需要长时间集中精力进行思考和创作。茶叶中含有的咖啡因成分，能够有效刺激中枢神经系统，帮助人们提神醒脑，驱散困倦，提高思维的敏捷性和工作效率。夜班工作者同样离不开茶，茶的提神作用可以帮助他们克服疲劳，保

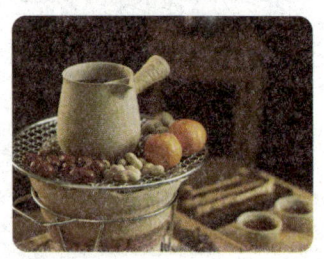

持警觉,确保工作的顺利进行。此外,那些长期接触辐射的工作者,如医生、电脑操作员以及打印复印店的员工,也常常借助茶的防辐射功能来保护自己的健康。现代研究表明,茶叶中含有丰富的抗氧化成分,如茶多酚等,这些成分能够有效减轻辐射对人体细胞的损伤,减轻辐射带来的不良影响。对于讲演者、说书人和演唱者来说,茶更是他们保护嗓子的"良方"。茶水的温润能够滋润喉咙,舒缓声带,减少炎症的发生,帮助他们更好地发挥自己的声音优势,展现最佳状态。

科学饮茶有方法。总而言之,不同人群须根据自身状况选择合适的茶叶与饮用量,如老年人宜饮淡茶。其次,应掌握正确的冲泡方式,还须注意饮茶时间,避免空腹或睡前大量饮茶。做到这些,才能让茶真正成为健康生活的助力。

饮茶的保健功能

茶叶自古以来就被视为一种珍贵的健康饮品,其丰富的营养成分和独特的保健功效深受人们的喜爱。早在唐代,著名医药学家陈藏器就在《本草拾遗》中将茶誉为"万病之药",这一观点在当时引起了广泛关注,并被后世的医学文献和养生著作不断引用。多部典籍都记载了茶的功效,如清热解毒、提神醒脑、助消化等,因此茶被视为养生保健的佳品。现代研究进一步证实,茶具有减肥、降血脂等作用。

茶中的儿茶素有助于舒张血管，降低血压。茶多酚能在一定程度上阻断致癌物质的合成，提高免疫力，还具有防辐射作用，可减少放射性物质对身体的伤害。常饮绿茶可美容养颜、预防黑色素沉积，使皮肤光泽细腻。绿茶还能减轻烟毒，对吸烟者的口腔和呼吸道有消炎作用。乌龙茶有助于减肥瘦身，燃烧多余脂肪。

饮茶不仅有益于身体健康，还能陶冶情操，净化心灵。在喧嚣的都市中，茶为人们提供了一片宁静的港湾，让人们在繁忙的生活中暂停脚步，感受自然的馈赠，享受片刻的悠闲。

泡茶技艺讲究"静"与"简"，这个过程本身就是一种养心的体验。泡茶时，静下心来，专注于茶具、茶香、茶汤，能让人放松身心，缓解压力。简单的泡茶动作，也是一种冥想和放松的方式。茶的香气能刺激嗅觉中枢，促进神经递质的分泌，从而达到放松的效果。茶的滋味和口感，也能让人感到满足和愉悦。品茶过程中的闻香、观汤、品味，给人带来了美的享受，增强了生活的乐趣，这也是保健养身的最高境界。

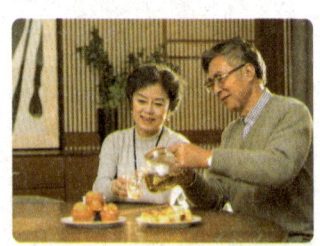

第二章

滋养五脏茶

中国人讲究"五脏调和百病消"。本章精心挑选了多种与五脏相关的养生茶,针对心、肝、脾、肺、肾等脏器,分别介绍了各类养生茶的配方与制作方法。每种养生茶的功效均以分步详解的形式呈现,详细阐述了其对五脏的调养作用。例如,胖大海茶有助于清热润肺,缓解肺热咳嗽、咽喉肿痛;清肝平热茶有助于清热泻火、平肝解郁;金银菊花茶有助于清热解毒,缓解心火旺盛、口舌生疮等。

养生茶虽好,但并非人人皆宜。例如,体质偏热的人不宜过多饮用温补类养生茶,否则可能会导致上火。此外,孕妇、哺乳期妇女、儿童等特殊人群在饮用养生茶时也应谨慎,最好在医生的指导下饮用。总之,本章

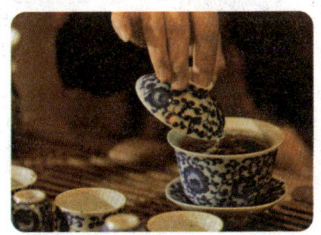

提供的茶方是一种简单而有效的养生途径，能够让茶饮成为日常保健的良伴。您可以根据自身的健康需求，合理选择和饮用，找到最适合自己的养生方案，让生活更加健康、美好。记住，茶喝对了是养生，喝错了反伤身，一定要选择适合自己的！

🌸 人参核桃茶

温肺补肾、纳气定喘

【配方】核桃仁20克，人参、生姜各6克，蜂蜜适量。

【做法】将人参切成薄片；核桃仁捣碎；生姜切

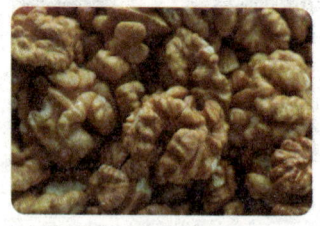

丝。把处理好的人参片、核桃仁、生姜丝一同放入茶杯中，冲入沸水，浸泡15分钟后，待水温适宜，根据个人口味加入适量蜂蜜调味。

【用法】每日1剂，可多次冲泡饮用。

【茶疗功效】此茶具有温中益气、补益肺肾的功效。其中，核桃仁能够补气养血、润燥化痰、温肺润肠，对于虚寒性喘咳、腰脚酸痛、心绞痛、肠风便血等症状有一定的缓解作用。

【健康叮咛】本茶适合慢性支气管炎、阻塞性肺气肿、肺源性心脏病患者饮用。感冒咳嗽、热痰喘咳者不宜饮用。

【材料详解】人参（别名山参、园参），性平，味甘、微苦，具有大补元气

第二章　滋养五脏茶

之功效，常用于治疗劳伤虚损、厌食、倦怠等症状。

核桃仁，性温，味甘，具有补肾固精、温肺定喘、润肠通便的功效，适用于虚寒咳喘、肺虚久咳、肠燥便秘等症。

蜂蜜（别名岩蜜、石蜜、石饴），性平，味甘，能够补充体力、消除疲劳、抑菌杀菌，常用于便秘、皮肤暗黄、失眠等问题。

生姜，性温，味辛，具有化痰止咳、发汗解表、清热解毒的功效，适用于外感风寒、鼻塞、流清鼻涕等症状。

🌸 胖大海茶

清热润肺、利咽解毒

【配方】甘草、枸杞子各5克，胖大海2个，蜂蜜

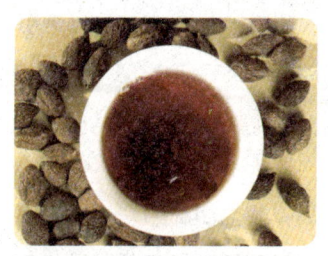

适量。

【做法】将胖大海、甘草、枸杞子洗净后放入锅中，加水煎煮，用茶漏滤取茶汤，待温热时加入适量蜂蜜，即可饮用。

【用法】每日2剂，不拘时，可频饮。

【茶疗功效】全方具有清肺化痰、利咽开音、清热解毒的功效，可缓解肺热咳嗽、咽痛音哑等症状。

【健康叮咛】本茶适合急性咽炎、喉炎、扁桃体炎患者饮用。便溏腹泻者不宜饮用。胖大海茶不宜长期饮用，以防产生过敏反应；每

次使用不宜超过3粒，以免引起不适。

【材料详解】胖大海（别名澎大海），性寒，味甘，具有清热润肺的功效，主要用于缓解肺热声哑、干咳无痰等症状。

甘草（别名粉甘草、甘草梢、甜根子），性平，味甘，具有清热解毒、祛痰止咳的作用，适用于脾胃不适、倦怠乏力等症。

蜂蜜（别名岩蜜、石蜜、石饴）性平，味甘，能够补充体力、消除疲劳、抑菌杀菌，常用于便秘、皮肤暗黄、失眠等问题。

枸杞子（别名苟起子、枸杞红实），性平，味甘，具有养肝润肺、滋补肝肾、强身健体的功效，适用于虚劳精亏、腰膝酸痛等症。

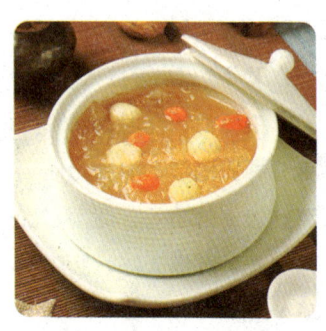

❀ 银耳茶

滋阴润肺、养胃生津

【配方】银耳20克，洞庭碧螺春、枸杞子各5克，蜂蜜适量。

【做法】银耳用温水泡发，洗净去除杂质，放入杯中。杯中加入枸杞子和洞庭碧螺春，用清水泡开后，放入银耳，待水温热时加入蜂蜜调味即可饮用。

【用法】每日1剂，最好在清晨饮用。

【茶疗功效】银耳，又称

白木耳，是银耳科植物银耳的子实体，具有润肺生津、滋阴养胃、益气补心、补脑强心的功效。

【健康叮咛】本茶适合干咳、咯血、头晕、心悸、眼底出血等患者饮用。风寒咳嗽者不宜饮用。

【材料详解】银耳（别名雪耳），性平，味甘，具有润肺生津的功效，主要用于治疗肺热咳嗽、肺燥干咳等症。

洞庭碧螺春（别名碧螺春），性寒，味苦，具有止渴生津、清热消暑、祛风解表的作用，适用于心血管疾病、失眠、便秘等。

蜂蜜（别名岩蜜、石蜜、石饴），性平，味甘，能够补充体力、消除疲劳、抑菌杀菌，常用于便秘、皮肤暗黄、失眠等症状。

枸杞子（别名枸杞），性平，味甘，具有养肝润肺、滋补肝肾、强身健体的功效，适用于虚劳精亏、眩晕耳鸣、内热消渴等症状。

百合花茶

润肺止咳、清心安神

【配方】百合10克，金银花5克，枸杞子、蜂蜜各适量。

【做法】将金银花和百合洗净后放入杯中，加入适量开水冲泡10分钟，待水温适宜后加入适量蜂蜜和枸杞

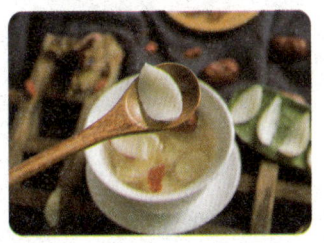

子，搅拌均匀即可饮用。

【用法】每天1剂，不拘时，可频饮。

【茶疗功效】百合具有良好的止咳作用，能够增加肺脏血液灌注量，改善肺部功能，还可以减轻胃痛。金银花性寒，味甘，具有清热解毒、疏散风热的功效。枸杞子性平，味甘，具有滋补肝肾、益精明目的作用。全方配合，共奏润肺止咳、清心安神之效。百合花茶若没喝完，也可以倒入浴缸中，有治疗皮炎湿疹、润肤美白的效果。

【健康叮咛】本茶适用于肺燥咳嗽、心烦失眠者。但由于金银花性寒，脾胃虚寒者应慎用。同时，蜂蜜不宜用沸水冲泡，以免破坏其营养成分，影响功效发挥。由于不加蜂蜜，单独冲泡百合花茶时会有轻微苦涩感，糖尿病患者可用两片甜菊叶代替蜂蜜、红糖等。

甘草茶

镇痛镇咳、润肺益气

【配方】甘草、菊花、绿茶各3克，蜂蜜适量。

【做法】将甘草、菊花、绿茶放入杯中，冲入80℃左右的热水，浸泡10分钟后，用茶漏滤取茶汤，待温热时加入适量蜂蜜，搅拌均匀即可饮用。

【用法】每日1剂，不拘时，可频频温服。

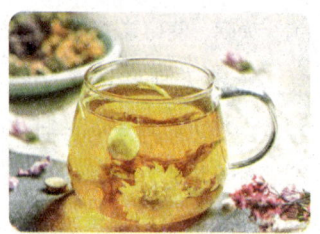

【茶疗功效】甘草茶具有补脾益气、清热解毒、祛痰止咳、调和药性的功效。能够抗炎、镇痛、镇咳、利尿。菊花性寒，味甘、苦，具有散风清热、平肝明目的功效；绿茶性凉，味苦，具有提神醒脑、利尿解毒的作用；蜂蜜性平，味甘，能够润肺止咳、解毒。全方配合，共奏镇痛镇咳、润肺解毒之效。

【健康叮咛】本茶具有一定的保健功效，适用于咳嗽、咽喉肿痛、头痛等症状的缓解。需要注意的是，菊花和绿茶性寒，因此脾胃虚寒者应慎用，以免加重脾胃负担，导致不适。此外，甘草茶不宜与京大戟、芫花、甘遂、海藻、鲤鱼等同食，否则可能会引起中毒反应。

对于高血压患者和肾病患者来说，甘草茶也可能加重病情，因此不建议饮用。

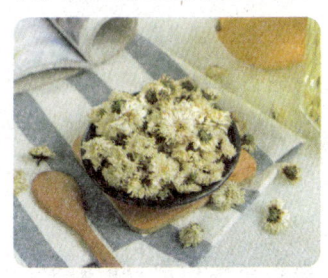

🌸 菊花乌龙茶

抗菌消炎、清肝泻火

【配方】菊花10克，枸杞子、乌龙茶各3克，蜂蜜适量。

【做法】将菊花、乌龙茶、枸杞子洗净后放入杯中，冲入热水，待水温适宜，加入适量蜂蜜，搅拌均匀即可饮用。

【用法】每日1剂，不拘时，可频频温服。

【茶疗功效】菊花具有疏风清热、平肝明目的功效，常用于治疗风热感冒、头痛眩晕、目赤肿痛等症状。枸杞子具有滋补肝肾、益精明目的作用，适用于肝肾阴虚、腰膝酸痛、头晕目眩等问题。乌龙茶具有良好的抗炎和杀菌作用，能够提神醒脑、帮助消化。这些成分结合，能够有效抗菌消炎、清肝泻火，适用于肝火旺盛、目赤肿痛、头晕目眩等症状。

【健康叮咛】本茶能有效清肝明目、平肝熄风，帮助缓解不适。不过，由于菊花性寒，脾胃虚寒者须谨慎饮用，以免加重脾胃负担，引发腹胀、腹泻等问题。此外，本茶中还含有蜂蜜，高温会破坏蜂蜜中的酶类和维生素等营养成分，降低其营养价值和功效。待水温至60℃时再加入蜂蜜，以更好地保留其营养，发挥其润肠通便、滋养肌肤的作用。

清肝平热茶

平肝解郁、清热泻火

【配方】龙胆草、醋柴胡、川芎各1.8克，细生地、菊花各3克，蜂蜜适量。

【做法】将龙胆草、醋柴胡、川芎、细生地研成末，与菊花一起放入杯中，以热水冲泡。待水温适宜后，加入适量蜂蜜，搅拌均匀后即可饮用。

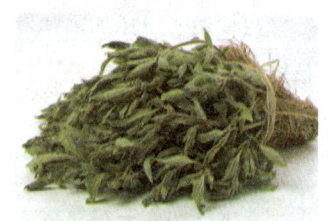

【用法】每日1剂，不拘时，可频饮。

【茶疗功效】此茶配方精妙，具有显著的清热泻火、平肝解郁的功效，特别适合因肝火旺盛而引发的多种不适症状。其中，龙胆草性寒味苦，入肝胆经，能清肝胆实火，泻下焦湿热，对于耳鸣、目赤、咽痛等症状有显著的缓解作用。醋柴胡经过炮制后，能够有效防止火热伤气，避免肝气不舒，从而调节情绪，舒缓压力。川芎作为"血中气药"，辛温行散，具有活血行气、祛风止痛的作用，能够有效缓解头部疼痛，改善头部血液循环。细生地能清热凉血、养阴生津，菊花则可清热解毒、疏风散热、清肝明目，二者共同作用，既能清热养血，又能疏风泻火，对于肝火旺盛引起的头痛、眩晕、耳鸣等症状有很好的改善效果。

❋ 柴胡茶

润燥止渴、清热生津

【配方】柴胡10克，绿茶3克，枸杞子2克，蜂蜜适量。

【做法】将柴胡、绿茶、枸杞子洗净，置于杯中，冲入80℃左右的热水泡，待水温适宜后加入蜂蜜，调匀即可饮用。

【用法】每日1剂，不拘时，可频饮。

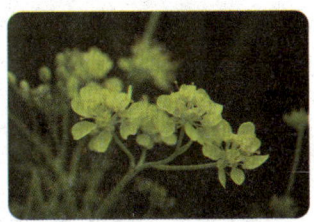

【茶疗功效】此茶配方巧妙，结合了柴胡、绿茶和枸杞子的多种功效，能够有效缓解因内热引起的多种不适症状。柴胡性味苦、辛，微寒，归肝、胆经，具有解表散热、疏肝解郁的功效，尤其对肝气郁结导致的胸闷、情绪低落等有良好的调节作用。柴胡通过疏解肝郁，调节气血，能够帮助缓解因肝气不舒而引发的多种不适。绿茶中的茶多酚成分，能够刺激中枢神经系统，帮助驱散困倦，提高注意力和思维能力。枸杞子则以滋补肝肾、益精明目而著称。它含有丰富的枸杞多糖、维生素和矿物质，能够有效滋养肝肾，改善因肝肾阴虚导致的头晕目眩、视力模糊等症状。此茶组合具有清热生津、润燥止渴的作用，可以帮助调节内环境，改善身体的整体状态。

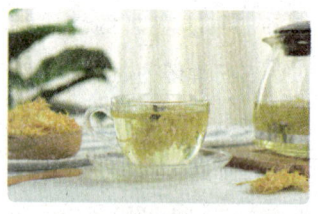

金银菊花茶

清肝解毒、健脑明目

【配方】菊花6克，金银花5克，绿茶3克，蜂蜜适量。

【做法】将金银花、菊花、绿茶洗净，放入杯中，冲入80℃左右的热水，待水温适宜，加入蜂蜜调味，即可饮用。

【用法】每日1剂，不拘时，可频饮。

【茶疗功效】此茶具有清

热解毒、疏散风热的功效,能够缓解暑热头痛、心烦口渴等症状。金银花性寒,味甘,归肺、心、胃经,具有清热解毒、疏散风热的作用,适用于治疗各种热性病,如身热、发疹、发斑、热毒疮痈、咽喉肿痛等。

【健康叮咛】虽然金银花具有诸多功效,但其性寒的特性也意味着并非人人适宜。脾胃虚寒者饮用金银花茶可能会加重脾胃负担,导致腹胀、腹泻等不适症状,因此须谨慎饮用。此外,孕妇由于身体处于特殊时期,也应避免饮用金银花茶,以免对自身和胎儿健康造成不良影响。对于气虚、疮疡、脓清者,金银花的寒性可能会进一步削弱身体的阳气,不利于病情恢复,因此也不宜饮用。在饮用此茶前,建议根据个人体质和健康状况进行判断,必要时可咨询专业医师的意见,以确保安全和健康。

丁香花茶

温中暖身、缓解牙痛

【配方】丁香花茶6克,枸杞子3克,蜂蜜适量。

【做法】将丁香花茶、枸杞子放入杯中,冲入热水,待水温适宜,加入蜂蜜调味,即可饮用。

【用法】每日1剂,不拘时,可频饮。

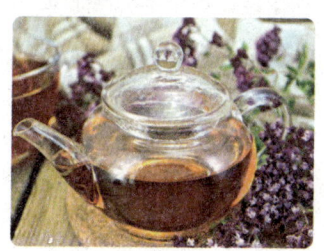

【茶疗功效】丁香具有温中暖肾、降逆、增强肠胃御寒能力的作用,适用于呕吐、反胃、痢疾、心腹冷痛、疝气等症。此茶组合具有平肝益肾、润肺养颜的功效,可用于祛斑、润燥、明目、调节内分泌等。

【健康叮咛】丁香花茶性热,具有温中散寒、理气止痛的功效,适合寒性体质或寒邪内侵的人群饮用。然而,由于其性热,对于某些特定体质的人群并不适宜。例如,由胃热引起的呕吐者,饮用丁香花茶可能会加重胃部的热邪,导致症状加剧,因此应避免饮用。此外,丁香花茶性热的特性可能会进一步加重体内的虚火,引发或加剧口干、咽燥、便秘等不适症状。这类患者更适合饮用性寒或性凉的茶饮,以清热降火、滋阴润燥。

❀ 补血安神茶

健脾养心、益气补血

【配方】黄芪、龙眼、酸枣仁各12克,当归9克,生姜5克,大枣30克。

【做法】将黄芪、酸枣仁和当归捣碎,研成细末。将研好的细末、生姜、大枣、龙眼肉放入杯中,冲入热水,浸泡10分钟,即可饮用。

【用法】每日1剂,不拘

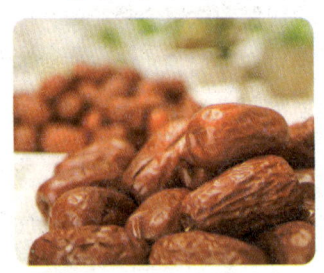

时，可频饮。

【茶疗功效】此茶组合能够有效缓解健忘失眠、盗汗虚热、厌食等症状，有助于补血活血、益气生津、健脾和胃、养心安神。

【健康叮咛】本茶适宜有健忘失眠、盗汗虚热、厌食等症状者饮用。但急性病发作期间不宜饮用。

【材料详解】黄芪（别名棉芪、绵芪），性温，味甘，具有益气固表的功效，主要用于治疗气虚乏力、便血崩漏等症状。

龙眼（别名桂圆、益智、羊眼），性平，味甘，具有滋补身体、美容养颜的功效，适用于感冒、疟疾、痔疮等症。

酸枣仁（别名山枣、刺枣），性平，味甘，具有养肝、宁心、安神、敛汗、延年益寿的功效，适用于虚烦不眠、惊悸怔忡等症状。

当归（别名秦归、云归、西当归），性温，味甘，具有美容养颜、活血补血、抑菌杀菌的功效，适用于月经不调、闭经、痛经等症。

❀ 茉莉花茶

润燥止渴、清热生津

【配方】茉莉花、玫瑰花各5克，红茶3克，蜂蜜适量。

【做法】将茉莉花、玫瑰花、红茶一起放入杯中，加入80℃左右的热水，用茶漏滤取汤汁，待水温适宜，再加入适量蜂蜜，搅匀即可饮用。

【用法】每日1剂，不拘

时，可频饮。

【茶疗功效】 此茶具有抗菌消炎、提神益脑的功效，能够促进排毒瘦身，有养颜美容的功效。茉莉花具有理气和中、开郁辟秽的作用；玫瑰花具有利气、行血、治风痹、散瘀止痛的功效；红茶具有利尿、消炎、杀菌的作用。

【健康叮咛】 本茶适宜患有咳嗽多痰、便秘、高血压等症者饮用，也可作为防龋齿、防辐射损伤、抗衰老的保健饮品。

【材料详解】 茉莉花（别名茉莉、香魂），性平，味甘，具有理气和中的功效，适用于下痢腹痛、目赤肿痛、表皮肿毒等症状。

玫瑰花（别名徘徊花、穿心玫瑰），性温，味甘、微苦，具有利气行血、润肠通便的作用，适用于肝胃气痛、吐血咯血等问题。

蜂蜜（别名岩蜜、石蜜、石饴），性平，味甘，能够补充体力、消除疲劳、抑菌杀菌，常用于治疗便秘、皮肤暗黄、失眠等症状。

红茶（别名乌茶），性温，味甘，具有消炎杀菌、提神消疲、强身健体的功效，适用于肠胃不适、尿急、食欲不振、水肿等问题。

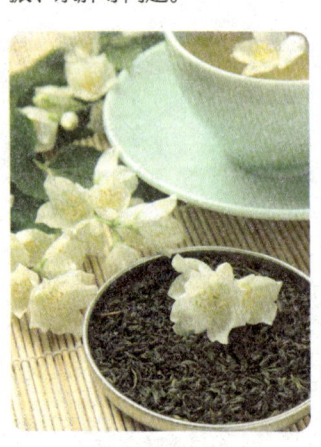

第三章

养颜瘦身茶

谁说变美一定要花大钱?教你用一杯茶喝出透亮皮肤和苗条身材!本章将深入探讨养生茶在养颜瘦身方面的显著功效,为您呈现一系列口感独特、功效卓越的养生茶配方。这些养生茶不仅能够调节脏腑功能,使身体内部机能恢复平衡,促进气血顺畅流通,还能调和体内的阴阳之气,从而达到高效的排毒养颜目的。每一款养生茶都经过精心挑选与科学配比,是大自然馈赠的美丽密码。当您轻轻抿上一口,那独特的口感便在舌尖散开,在愉悦味蕾的同时,也将美容的奥秘一并融入身体。对于追求美的不同需求,都有对应的养颜瘦身茶方为您带来惊喜。如果您希望改善肌肤状态,不如试试

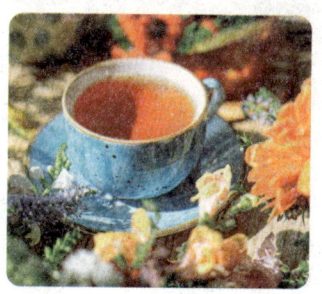

双花祛痘茶、桂花润肤茶，也许您会惊喜地发现肌肤日渐细腻光滑；如果您期待提升气色、延缓衰老，不如试试养血养颜茶、玫瑰蜂蜜茶，在简简单单的日常饮茶中，感受到气色的提升，仿佛被时光温柔以待。

喝养颜瘦身茶，就像置身于一场专属SPA。每一次品尝，都是与自己身体的温柔对话，由内而外散发的健康与美丽光彩，将成为您最美的名片。

养血养颜茶

养血滋阴、红润肤色

【配方】橄榄、龙眼各5克，枸杞子3克，蜂蜜适量。

【做法】将橄榄、龙眼、枸杞子洗净，一同放入锅内，加水煎煮，之后用茶

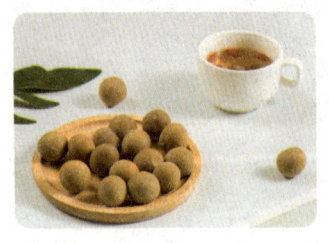

漏滤取汤汁，待温热时加入适量蜂蜜，搅匀即可饮用。

【用法】每日1剂，不拘时，可频饮。

【茶疗功效】本茶具有养血滋阴、红润肤色的功效。橄榄能清热解毒、利咽生津；龙眼可泻火解毒、补益心脾；枸杞子能养肝润肺、滋补肝肾、益精明目；蜂蜜可保护肝脏、补充体力、消除疲劳、增强抵抗力、杀菌消毒。

【健康叮咛】本茶特别适合有血虚阴亏、面色萎黄、头晕目眩、心悸失眠等症状的人群饮用，具有很好的滋

补和调理作用。它能够帮助改善身体虚弱、补充气血,缓解因血虚引起的头晕目眩和失眠等症状。然而,由于其中的龙眼性温,体质偏热或容易上火的人群须注意适量饮用,以免加重内热,引发口干舌燥、便秘等不适症状。因此,在饮用时须根据个人体质和健康状况进行调整,以确保既能发挥茶的功效,又能避免不适。

双花祛痘茶

抗菌消炎、清热解毒

【配方】连翘10克,金银花5克,菊花3克,蜂蜜适量。

【做法】将连翘、金银花、菊花用清水洗净,放入锅中加水煎煮。用茶漏滤取茶汁,待温热时加入适量蜂蜜,即可饮用。

【用法】每日1剂,不拘时,可频饮。

【茶疗功效】此茶具有清热解毒、抗菌消炎、祛痘美肤的功效。金银花性寒味甘,可清热解毒、抗菌消炎;菊花性微寒,味微甘,有消炎利尿、降压安神、明目醒脑等作用;连翘具有清热解毒、消肿散结的功效。

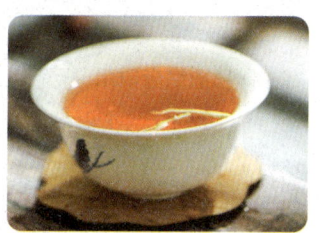
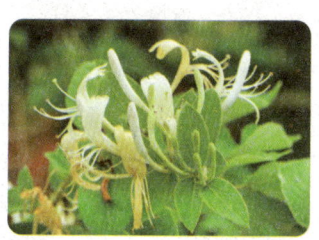

全方配合，能够有效清除体内热毒，缓解因热毒引起的痘痘、粉刺等问题。蜂蜜能够保护肝脏、补充体力，适用于便秘、皮肤暗黄、贫血等问题。

【健康叮咛】本茶适用于因热毒引起的痘痘、粉刺、咽喉肿痛等症状者。但由于金银花和菊花性寒，体质虚寒者不宜饮用，以免加重体寒症状。

防风银花茶

消肿排毒、除痘杀菌

【配方】金银花、川七各14克，防风7克，甘草8克，玫瑰花5克。

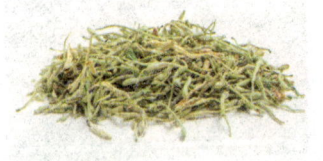

【做法】将金银花、防风、川七、玫瑰花、甘草洗净后放入锅中，加水煎煮。用茶漏滤取汤汁，即可饮用。

【用法】每日1剂，不拘时，可频饮。

【茶疗功效】本茶具有消肿排毒、除痘杀菌的功效。这些成分共同作用，能够有效缓解皮肤肿毒、风疹瘙痒、风湿痹痛、月经不调等症状。

【健康叮咛】本茶适用于皮肤肿毒、风疹瘙痒、风湿痹痛、月经不调等症状的缓解。但由于方中部分药材性寒，体质虚寒者慎用。

【材料详解】金银花（别名忍冬），性寒，味甘，具有清热解毒的功效，适用于泻痢、流感、表皮肿毒、温病发热等症状。

防风（别名铜芸、百枝、屏风），性微温，味辛、甘，具有祛风解表、胜湿止痛的作用，适用于风疹瘙痒、风湿痹痛等问题。

川七（别名洋藤三七、藤子三七），性温，味甘、微苦，具有化瘀止血、滋补肾脏的功效，适用于高血压、高脂血症等问题。

玫瑰花（别名徘徊花、穿心玫瑰），性温，味甘、微苦，具有行气解郁、补血活血的作用，适用于肝胃气痛、新久风痹等问题。

❀ 百合莲藕茶

美白焕彩、润肤美颜

【配方】百合20克，莲藕、西洋参各10克，玉竹5

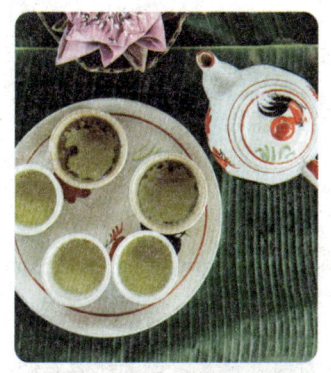

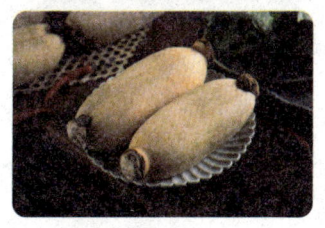

克，蜂蜜适量。

【做法】把百合、莲藕、西洋参和玉竹洗净后放入锅里，加水煎煮。随后用茶漏将汤汁滤出，等汤汁温度适宜时，加入蜂蜜，搅拌均匀便能饮用。

【用法】每日1剂，不拘时，可频饮。

【茶疗功效】此茶饮具有美白焕彩、润肤美颜的作用。百合可以润肺止咳，缓解因肺热引起的咳嗽症状，还能清心安神，帮助舒缓情绪、改善睡眠质量，更有补中益气之效。莲藕对于体内有热、津液不足的情况有调节作用，还有补脾开胃的功效。西洋参能补气养阴、清热生津。玉竹能滋阴润肺、养胃生津。这些成分相互配合，能促进肌肤新陈代谢，维持肌肤的水润与光泽，减轻肤色暗沉问题，从而达到美白美颜的目的。

【健康叮咛】本茶适用于肤色暗沉、肌肤干燥、需要美容养颜的人群。但由于方中部分药材性寒，体质虚寒者应适量饮用。

❀ 桂花润肤茶

强肌润肤、活血润喉

【配方】洞庭碧螺春5克，干桂花3克，蜂蜜、枸杞子各适量。

【做法】将干桂花、枸杞子、洞庭碧螺春在杯中混合，用热水冲泡，待温度适宜后加入蜂蜜，搅拌均匀即可饮用。

【用法】每日1剂，不拘时，可频饮。

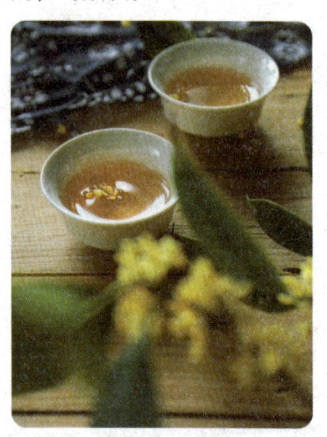

【茶疗功效】本茶具有强肌润肤、活血润喉的功效。全方配合,能够有效排出体内毒素,温补阳气,暖胃止痛,适用于皮肤干裂、声音沙哑等症状。

【健康叮咛】本茶适宜皮肤干裂、声音沙哑者饮用,尤其适合秋冬干燥季节作为润喉饮品。但若有胃灼热疼痛、口干、厌食、小便色黄、大便黏腻等症状的脾胃湿热者,应避免饮用桂花茶。

【材料详解】洞庭碧螺春(别名碧螺春),性寒,味苦,具有止渴生津、清热消暑、解毒消食的功效,适用于心血管疾病、心绞痛、腹痛等问题。

干桂花(别名月桂、木樨),性温,味辛,具有散寒破结、化痰止咳、清热止痛的功效,适用于咳喘痰多、经闭腹痛等症状。

枸杞子(别名苟起子、枸杞红实),性平,味甘,具有养肝润肺、滋补肝肾、强身健体的功效,适用于虚劳精亏、腰膝酸痛等问题。

蜂蜜(别名岩蜜、石蜜、石饴),性平,味甘,能够保护肝脏、补充体力、消除疲劳,适用于便秘、皮肤暗黄、失眠等问题。

❀ 大枣菊花茶

驻颜美容、红润肤色

【配方】大枣50克,菊花15克,生姜6克,红糖适量。

【做法】将大枣、菊花、生姜放入锅内,加水煎煮后去渣取汁。茶汁温热时加入红糖,搅拌均匀即可饮用。

【用法】每日1剂,可频饮。

【茶疗功效】本茶具有健脾养胃、益气生津、活血补血的功效。大枣能红润肤色、驻颜美容;菊花能散风清热、平肝明目;生姜能开胃止呕、化痰止咳;红糖能润心肺、和脾胃、缓肝气。此茶适用于食欲不振、倦怠乏力、面黄肌瘦、失眠健忘、贫血烦躁等症状。

【健康叮咛】本茶特别适合那些希望美容养颜、改善肤色的人饮用。需要注意的是,本茶配方中含有生姜,而生姜性温,具有一定的温热作用,适合体质偏寒、畏寒怕冷的人群。对于体质偏热、容易上火的人群,建议适量饮用,以免加重体内的热性,引发口干舌燥、咽喉肿痛、便秘等不适症状。因此,在饮用前须根据个人体质和健康状况进行调整,以确保既能发挥茶的美容功效,又能避免对身体造成不良影响。

❀ 核桃牛乳茶

祛斑生发、养血润肤

【配方】牛奶160毫升,豆浆100毫升,黑芝麻10克,核桃仁20克,蜂蜜适量。

【做法】先将核桃仁、黑芝麻研磨成末,备用。接

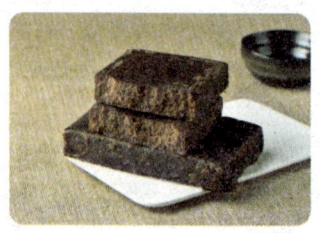

第三章 养颜瘦身茶

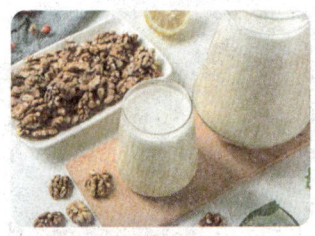
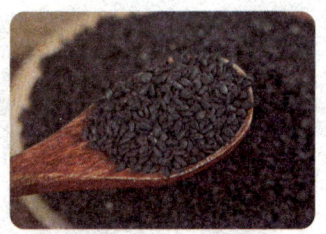

着,把牛奶和豆浆混合均匀,倒入末中,最后加入蜂蜜调味,即可饮用。

【用法】每日1剂,不拘时,可频饮。

【茶疗功效】本茶具有祛斑生发、养血润肤的功效。核桃仁能祛斑生发,牛奶能养血润肤、生津润肠,豆浆能补虚、清热,黑芝麻能补血明目。这些成分共同作用,能够有效改善肌肤状态,促进头发生长,适用于黄褐斑、脱发等症状。

【健康叮咛】核桃牛乳茶是一款营养丰富的饮品,特别适合黄褐斑者、脱发者以及女性饮用。核桃有助于滋养肌肤、淡化色斑,同时为头发提供营养,增强发质韧性,减少脱发。牛乳则含有丰富的蛋白质、钙和多种微量元素,有助于改善肌肤干燥,可促进头发健康生长。这款茶饮不仅能从内到外改善肌肤和头发的健康状况,还能为身体补充能量,尤其适合女性在日常生活中调理身体,提升整体健康水平。

❀ 薏仁茶

淡化黑斑、美白肌肤

【配方】薏仁6克,洞庭

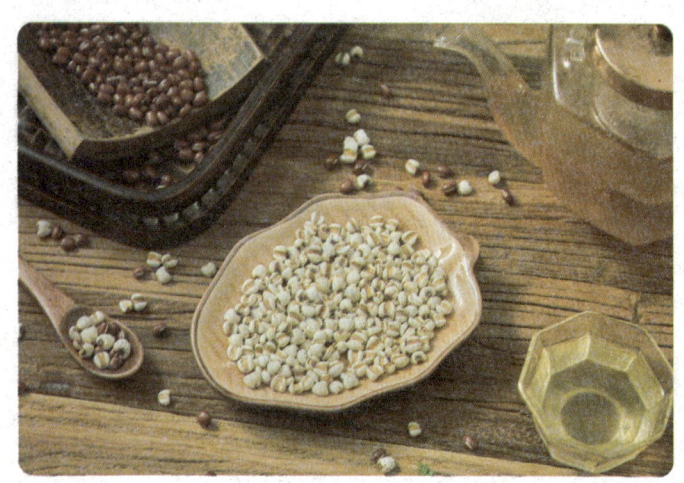

碧螺春5克，枸杞子3克，蜂蜜适量。

【做法】将薏仁、洞庭碧螺春、枸杞子一并放入锅中，注入清水煎煮。随后用茶漏滤取汤汁，待温度适宜，加入适量蜂蜜即可饮用。

【用法】每日1剂，分2次温服。

【茶疗功效】本茶具有淡化黑斑、美白肌肤的功效。薏仁能淡化黑斑，使肌肤更加白皙；洞庭碧螺春能止渴生津、祛风解表；枸杞子能养肝润肺、滋补肝肾、强身健体。

【健康叮咛】本茶适合皮肤有黑斑、雀斑以及皮肤暗黄的人群，尤其是女性，能够帮助改善肌肤状况，提升肌肤光泽。

【材料详解】洞庭碧螺春（别名碧螺春），性寒，味

第三章　养颜瘦身茶

苦，具有止渴生津、清热消暑、解毒消食的功效，适用于心血管疾病、心绞痛、腹痛等问题。

薏仁（别名薏米），性凉，味甘，具有健脾渗湿的功效，适用于水肿、脚气、小便不利等问题。

枸杞子（别名苟起子、枸杞红实），性平，味甘，具有养肝润肺、滋补肝肾、强身健体的功效，适用于虚劳精亏、腰膝酸痛等问题。

蜂蜜（别名岩蜜、石蜜、石饴），性平，味甘，能够保护肝脏、补充体力、消除疲劳，适用于便秘、皮肤暗黄、失眠等问题。

❀ 枸骨叶茶

降脂减肥、清热平肝

【配方】枸骨叶6克，枸杞子5克，甘草3克，蜂蜜适量。

【做法】将枸骨叶、枸杞子、甘草研成末，放入杯中。倒入80℃左右的热水冲泡，待温度适宜后加入蜂蜜调味，即可饮用。

【用法】每日1剂，不拘时，可频饮。

【茶疗功效】本茶具有降脂减肥、清热平肝的功效，能够有效降低血脂、减轻体重。

【健康叮咛】本茶适合

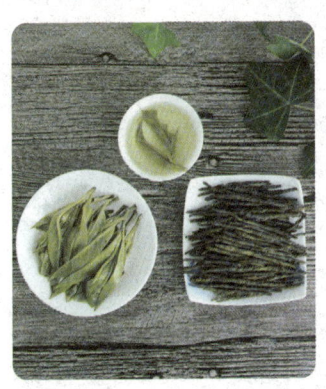

高血压、头胀头痛、面红目赤、动脉粥样硬化、脂肪肝、冠心病等患者饮用。但脾胃虚寒者、经期女性、产妇以及风寒感冒者不宜饮用,以免加重虚寒症状。

【材料详解】枸骨叶(别名苦丁),性凉,味苦,具有补肝益肾的功效,适用于肺痨咳嗽、劳伤失血、腰膝痿弱等症状。

甘草(别名粉甘草、甘草梢、甜根子),性平,味甘,具有补脾益气、清热解毒、止咳、缓急痛的功效,适用于脾胃虚弱、倦怠乏力等症状。

枸杞子(别名苟起子、枸杞红实),性平,味甘,具有养肝润肺、滋补肝肾、强身健体的功效,适用于虚劳精亏、腰膝酸痛等症状。

蜂蜜(别名岩蜜、石蜜、石饴),性平,味甘,能够保护肝脏、补充体力、消除疲劳,适用于便秘、皮肤暗黄、失眠等问题。

❀ 牛蒡茶

排补平衡、降脂通便

【配方】牛蒡子8克,枸杞子5克,甘草3克,蜂蜜适量。

【做法】将牛蒡子、枸杞子、甘草研成末,放入杯中,冲入热水浸泡5分钟,加

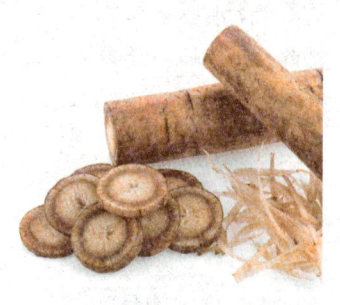

蜂蜜调味后即可饮用。

【用法】每日1剂，不拘时，可频饮。

【茶疗功效】本茶具有健脾开胃、润肠通便、滋阴补肾、益气降压、清热解毒的功效。牛蒡子能降脂通便，维持排补平衡；枸杞子能养肝润肺、滋补肝肾、益精明目。适用于肥胖、高血压、高血脂等症状。

【健康叮咛】本茶适合便秘、糖尿病、高脂血症、高血压、类风湿性关节炎、高胆固醇血症患者饮用。但感冒发热、咳嗽多痰、胃酸过多者以及处于痢疾、肠炎初期的患者不宜饮用。

【材料详解】牛蒡子（别名菊三七），性寒，味苦，具有疏散风热的功效，适用于风热咳嗽、咽喉肿痛、斑疹不透等症状。

甘草（别名粉甘草、甘草梢、甜根子），性平，味甘，具有补脾益气、清热解毒、止咳、缓急痛的功效，适用于脾胃虚弱、倦怠乏力等症状。

枸杞子（别名苟起子、枸杞红实），性平，味甘，具有养肝润肺、滋补肝肾、强身健体的功效，适用于虚劳精亏、腰膝酸痛等症状。

蜂蜜（别名岩蜜、石蜜、石饴），性平，味甘，能够保护肝脏、补充体力、消除疲劳，适用于便秘、皮肤暗黄、失眠等问题。

降脂减肥茶

降脂减肥、利湿活血

【配方】何首乌、丹参各10克，泽泻5克，绿茶3

克,蜂蜜适量。

【做法】将何首乌、泽泻、丹参研磨成末,与绿茶一起放入杯中,冲入热水,浸泡20分钟后,加入蜂蜜调味,即可饮用。

【用法】每日1剂,不拘时,可频饮。

【茶疗功效】本茶具有降脂减肥、利湿活血的功效。何首乌能降脂减肥,泽泻能利湿活血,丹参能活血调经、凉血消痈、养血安神。这些成分共同作用,能够有效降低血脂、减轻体重,同时促进血液循环,适用于高脂血症、高血压、肥胖等人群。

【健康叮咛】本茶适合女性、老年人、青少年饮用,尤其适合高脂血症、高血压患者及肥胖人群。但由于方

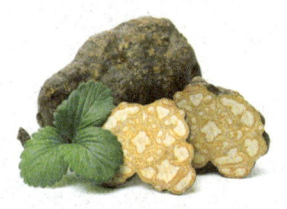

中部分药材性寒,体质虚寒者应适量饮用。

【材料详解】绿茶(别名苦茗),性寒,味苦,具有止渴生津的功效,适用于心血管疾病、便秘等问题。

何首乌(别名多花蓼、紫乌藤、野苗),性微温,味苦、甘、涩,具有清热解毒、调节血脂的功效,适用于皮肤肿毒、风疹瘙痒等问题。

丹参(别名赤参、紫丹参、红根),性寒,味苦,具有活血调经、祛瘀止痛、凉血消痈的功效,适用于月经不调、经闭、痛经等问题。

泽泻（别名水泻、芒芋、鹄泻），性寒，味甘，具有利水渗湿、泻热通淋、调节血脂的功效，适用于小便不利、热淋涩痛等问题。

❀ 双花山楂茶

消脂化滞、降压减肥

【配方】山楂、菊花、金银花各6克，枸杞子3克，蜂蜜适量。

【做法】将山楂、菊花、金银花、枸杞子洗净后放入锅中，加水煎煮。用茶漏滤取汤汁，待温热时加入适量蜂蜜，即可饮用。

【用法】每日1剂，分2次温服。

【茶疗功效】本茶具有消脂刮油、行气化滞、消食健胃的功效。山楂能消脂化滞、降压减肥、活血散瘀、化痰行气；菊花能散风清热、平肝明目；金银花能清热解毒。各成分共同作用，

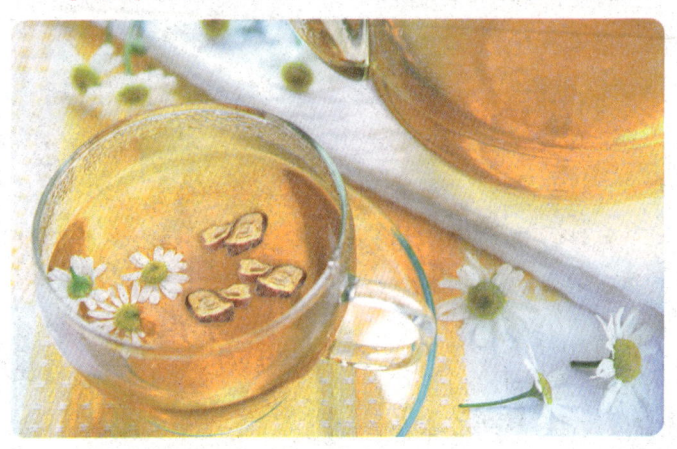

能够有效促进消化，降低血脂，减轻体重。

【健康叮咛】本茶适合肥胖、高血压、高脂血症患者饮用。但山楂茶不宜与海鲜、人参、柠檬同食，且只消不补，脾胃虚弱者不宜多饮。此外，山楂有破血散瘀的作用，可能刺激子宫收缩，孕妇应避免饮用。

【材料详解】山楂（别名山里果），性温，味酸，具有开胃消食、活血散瘀的功效，适用于肉食滞积、腹胀痞满等症状。

金银花（别名忍冬），性寒，味甘，具有清热解毒的功效，适用于温病发热、热毒血痢、急慢性扁桃体炎等问题。

菊花（别名黄花、女华），性寒，味甘，具有散风清热、平肝明目、止咳化痰的功效，适用于风热感冒、头痛眩晕、眼睛肿痛等症状。

蜂蜜（别名岩蜜、石蜜、石饴），性平，味甘，能够保护肝脏、补充体力、消除疲劳，适用于便秘、皮肤暗黄、失眠等问题。

❀ 玫瑰蜂蜜茶

减肥消脂、促进代谢

【配方】玫瑰花5朵，

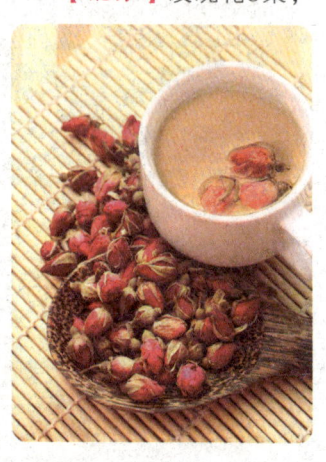

柠檬1片，红茶2克，蜂蜜适量。

【做法】水煮沸后放入红茶，冲泡10分钟。加入玫瑰花，闷泡2分钟，待水温适宜再加入柠檬片和蜂蜜，即可饮用。

【用法】每日1剂，可频饮。

【茶疗功效】本茶具有健胃益肠、理气止痛、舒缓情绪、美容养颜的功效。玫瑰花能促进代谢、减肥消脂；柠檬能化痰止咳、生津健脾；红茶能利尿、消炎杀菌、提神消疲；蜂蜜能保护肝脏、补充体力。

【健康叮咛】玫瑰花是一种具有独特功效的花茶，常被用来舒缓情绪、调理身体。此外，玫瑰花的活血散瘀作用较强，能够促进血液循环，对于月经量过多的女性来说，在经期饮用玫瑰花茶可能会加重出血，导致经期不适。因此，这类人群在经期应避免饮用玫瑰花茶，以免对身体造成不良影响。

第四章
祛疾健康茶

本章就像给家里备了个"小药箱",把常见小毛病对应的茶方分门别类整理好了。依据脏腑经络的生理、病理特点,系统地将养生茶分为解表祛暑、祛风除湿、止咳化痰、理血理气、利水消肿、收敛固涩等板块。每个板块不仅详细介绍了每种养生茶的配方及其功效,还列举了适合饮用的人群。夏天晒得头晕恶心?赶紧泡杯清暑金香茶,加点金银花、淡竹叶,解暑还能防感冒。恶寒头痛还咳嗽?试试清热止咳茶,润肺还不伤胃。上班族总是腰膝酸软、眼干眼涩?喝一杯暖暖的枸杞茶,能够有效缓解身体的疲惫。合理饮用这些养生茶,便可以在日常生活中实现疾病预防和健康养生的目

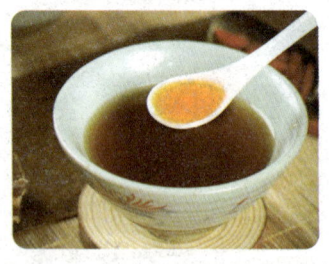

标，让养生茶成为守护健康的重要助力。

综观这些茶方，既有老药铺的智慧，又通过现代研究优化了配比，日常当水喝就能防病于未然，比吃药温和，比保健品实在。

❀ 陈皮竹茹茶

清热和胃、益气降逆

【配方】大枣15克，陈皮、竹茹各12克，甘草6克，人参5克，生姜4片。

【做法】将陈皮、甘草、竹茹、人参研成末，用纱布包好。加大枣、生姜，用沸水冲泡15分钟即可。

【用法】每日1剂，分3～4次饮用。

【茶疗功效】本茶能补胃虚、清胃热、降胃逆，具有补而不滞、清而不寒的

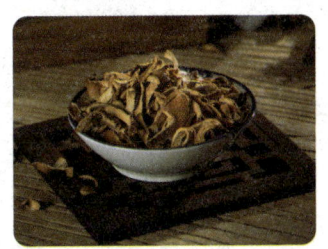

特点，可缓解胃虚引起的咳嗽、干呕等症状。

【健康叮咛】适合胃虚有热导致的呃逆、干呕者饮用。但脾胃虚寒及实热引起的打嗝不止、干呕者不宜饮用。

【材料详解】陈皮（别名橘皮、贵老），性温，味辛，能理气健脾、燥湿化痰，适用于消化不良、咳嗽痰多等症状。

甘草（别名粉甘草、甘草梢、甜根子），性平，味甘，可清热解毒、调和诸药，适用于脾胃不适、倦怠乏力、咳嗽痰多等症状。

竹茹（别名竹皮，性寒，味甘），能除烦、止呕、清热化痰，适用于咳嗽不止、病热烦躁、痰多等症状。

人参（别名山参、园参、人衔），性平，味甘、微苦，可大补元气、补脾益肺，适用于劳伤虚损、厌食、倦怠等症状。

地骨皮茶

清热凉血、养阴补虚

【配方】地骨皮15克，麦门冬、小麦各6克，枸杞子、蜂蜜各适量。

【做法】将地骨皮、麦门冬、小麦一起放入锅中，加水煎煮40分钟。再次加入适量热水，煎煮30分钟，待水温适宜再加入适量枸杞子及蜂蜜，即可饮用。

【用法】每日1剂，可频饮。

【茶疗功效】本茶具有扶正固本、调肝益肾、滋阴补血的功效，四季皆宜。适用于腰膝酸软、眼干眼涩、失

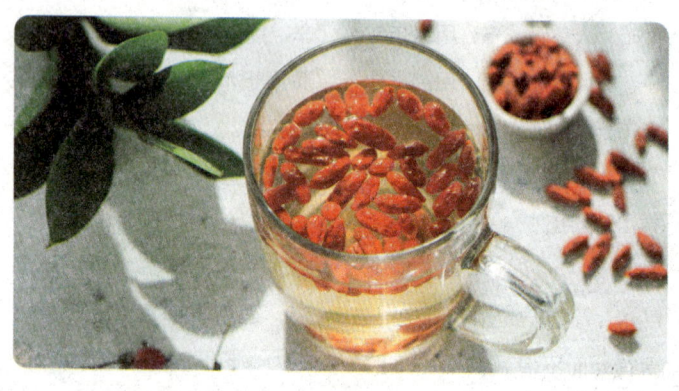

眠健忘等症状。

【健康叮咛】由于本茶温热身体的效果较强,感冒发烧、身体有炎症、腹泻的患者不宜饮用,以免加重症状。

【材料详解】地骨皮(别名杞根、地骨),性寒,味苦,具有凉血除蒸的功效,适用于高血压、肺热咳喘、吐血等症状。

麦门冬(别名麦冬),性寒,味甘、微苦,具有滋阴润肺、益胃生津的功效,适用于肺燥干咳、心烦失眠等问题。

小麦(别名浮小麦),性平,味甘,具有养心益脾、调经络、除烦止渴、利小便的功效,适用于心神不安、小便不利、心神不宁等问题。

枸杞子(别名枸杞红实、苟起子),性平,味甘,具有养肝润肺、滋补肝肾的功效,适用于腰膝酸痛、眩晕耳鸣、虚劳咳嗽等问题。

忍冬茶

清胃解毒、疏风散热

【配方】金银花20克,甘草15克,枸杞子10克,蜂蜜适量。

【做法】将金银花、甘草、枸杞子放入杯中,加水冲泡15分钟。根据个人口味,加入适量蜂蜜。

【用法】每日1剂。

【茶疗功效】清热解毒、消炎排脓、美容养颜。适用

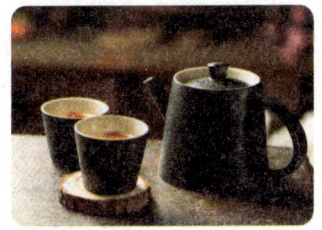

于风热感冒、咽喉肿痛、肠胃湿热、流感、皮肤疮毒等症状。金银花能清热解毒,与甘草搭配,可预防中暑、感冒。

【健康叮咛】适合咽痛咳嗽、发热恶寒、暑热烦渴者饮用,夏季也可预防小儿热疮。但风寒外感、脾胃虚寒者和孕妇不宜饮用。

【材料详解】金银花(别名忍冬、金花),性寒,味甘,具有清热解毒的功效,适用于中暑、牙周炎、泻痢等症状。

甘草(别名粉甘草、甘草梢、甜根子),性平,味甘,具有清热解毒、缓急止痛、祛痰止咳的功效,适用于脾胃不适、倦怠乏力、心悸气短等症状。

蜂蜜(别名岩蜜、石蜜、石饴),性平,味甘,能够补充体力、消除疲劳、抑菌杀菌,适用于皮肤暗黄、失眠等问题。

枸杞子(别名枸杞红实、苟起子),性平,味甘,具有养肝润肺、滋补肝肾的功效,适用于腰膝酸痛、眩晕耳鸣、虚劳咳嗽等问题。

❀ 四神茶

益气补虚、清热解毒

【配方】当归24克,黄芪、金银花各15克,甘草9克,蜂蜜适量。

【做法】将当归、黄芪、金银花、甘草加水煎

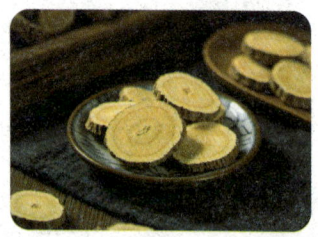

煮，取汤汁倒入杯中，待温度适宜后加入适量蜂蜜即可。

【用法】每日1剂，分3次温服。

【茶疗功效】本茶具有益气养身、清热解毒、滋阴补血的功效。黄芪能调节血糖；当归、金银花对多种化脓性球菌有抑制作用；甘草具有抗炎、抑菌的效果。

【健康叮咛】适合体质虚弱、内火重、易长痤疮和痱子者饮用。但脾胃虚弱、便溏者不宜饮用。

【材料详解】当归（别名秦归、云归），性温，味甘，具有抗氧化的作用，适用于跌打损伤、月经不调、肠燥便秘等症状。

金银花（别名忍冬、忍冬花、金花），性寒，味甘，具有清热解毒的功效，适用于中暑、牙周炎、泻痢等症状。

黄芪（别名绵芪），性温，味甘，具有益气固表、托疮生肌、补肺健脾的功效，适用于便血崩漏、表虚自汗、慢性肾炎等症状。

甘草（别名粉甘草、甘草梢、甜根子），性平，味甘，具有清热解毒、缓急止痛、祛痰止咳的功效，适用于脾胃不适、倦怠乏力、心悸气短等症状。

🌸 五神茶

清热祛湿、解毒消肿

【配方】茯苓、牛膝、车前子各15克，金银花30克，蜂蜜适量。

【做法】将茯苓、牛膝、车前子、金银花一起加

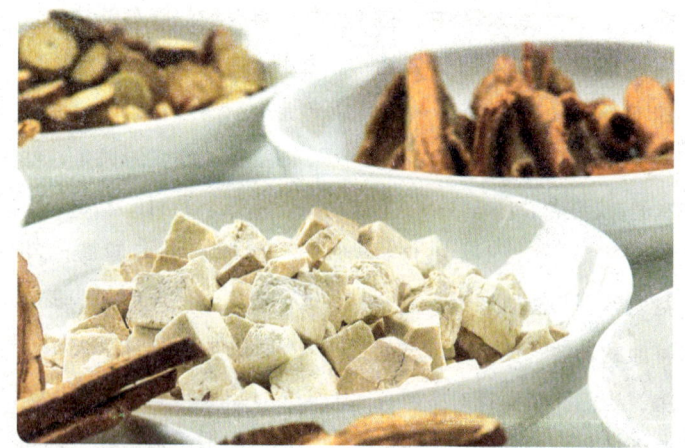

水煎煮，泡闷15分钟，去渣取汁，加入适量蜂蜜即可。

【用法】每日1剂，分3次温服。

【茶疗功效】此茶具有清热解毒、祛湿除烦的作用。其中，茯苓和车前子能够通利小便；金银花可清热解毒；牛膝对于消除下肢肿胀有帮助，还有抗炎、镇痛的效果。

【健康叮咛】对于患有淋巴管炎、化脓性骨髓炎、血栓闭塞性脉管炎等疾病的病人适宜饮用。但体质虚弱、病属寒湿者不宜饮用。

【材料详解】金银花（别名忍冬、金花），性寒，味甘，具有清热解毒的功效，适用于中暑、牙周炎、泻痢等症状。

茯苓（别名云苓、松苓、茯灵），性平，味甘，具有健脾和胃的功效，适用实、苟起子），性平，味甘，具有养肝润肺、滋补肝肾、强身健体的功效，适用于腰膝酸痛、眩晕耳鸣、虚劳咳嗽等症状。

蜂蜜（别名石蜜、石饴），性平，味甘，能够补充体力、消除疲劳、抑菌杀菌，适用于皮肤暗黄、失眠等问题。

甘草（别名粉甘草、甘草梢、甜根子），性平，味甘，具有清热解毒、缓急止痛、祛痰止咳的功效，适用于脾胃不适、倦怠乏力、心悸气短等症状。

🌸 五味消毒茶

芳香化浊、清肺和胃

【配方】金银花15克，菊花、蒲公英、紫花地丁、紫背天葵子各6克，蜂

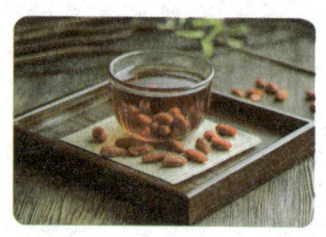

蜜、枸杞子适量。

【做法】将金银花、野菊花、蒲公英、紫花地丁、紫背天葵子和枸杞子加水煎煮，沸腾后闷泡15分钟。去渣取汁，待温度适宜加入蜂蜜，即可饮用。

【用法】每日1剂，分3次饮服。

【茶疗功效】本茶具有益胃清肺、平喘止咳的功效，尤其适合急性乳腺炎、蜂窝组织炎患者饮用。

【健康叮咛】由于蒲公英茶具有一定的降血压作用，低血压者应避免饮用。

【材料详解】金银花（别

名忍冬、金花），性寒，味甘，具有清热解毒的功效，适用于中暑、牙周炎、泻痢等症状。

蒲公英（别名蒲公草），性寒，味苦，具有清热解毒、消肿散结、利尿利胆的功效。

野菊花（别名野黄菊花、苦薏、山菊花），性微寒，味苦、辛，具有清热解毒、疏风平肝、消肿祛瘀、明目的功效，适用于高血压、风热感冒等问题。

紫花地丁（别名箭头草、独行虎、羊角子），性寒，味苦、辛，具有清热解毒、疏肝消肿、凉血消炎的功效，适用于乳腺炎、眼睛肿痛、咽炎等问题。

❀ 清热止咳茶

疏风清热、止咳化痰

【配方】芦根10克，甘菊花、霜桑叶、炙枇杷叶各9克，生地黄、枳壳各5克，陈皮、黄芩各3克。

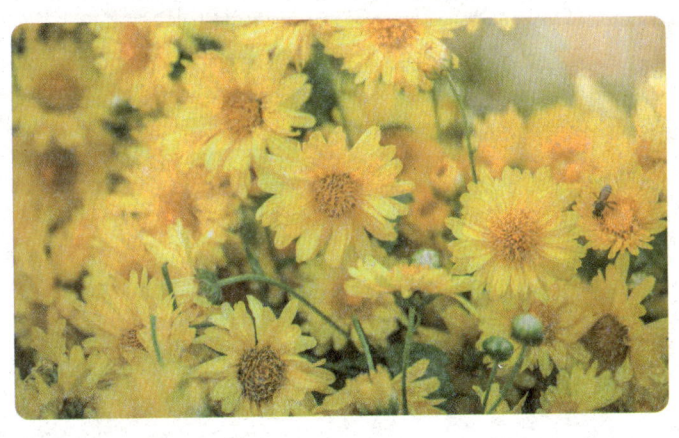

【做法】将甘菊花、霜桑叶、炙枇杷叶、芦根、陈皮、黄芩、生地黄、枳壳研成末,加入水中煎煮。10分钟后,去渣取汁即可。

【用法】每日1剂。

【茶疗功效】这款茶饮能够有效缓解咳嗽,具备出色的清热解毒功效。甘菊花通过疏风散热、平抑肝阳,达到清热解毒的效果;炙枇杷叶则以苦味特性泻火清热,降肺气以化痰;黄芩和芦根共同作用,有效清除肺部热邪;陈皮与枳壳通过理气,促进气机顺畅,辅助化解痰湿。

【健康叮咛】适合发热恶寒、头痛、咳痰、口渴咽痛者饮用。但风寒感冒者不宜饮用。

【材料详解】甘菊花(别名野菊花),性寒,味苦,具有清热解毒的功效,适用于湿疹、皮炎、风热感冒等症状。

炙枇杷叶(别名枇杷叶),性凉,味苦,具有止咳化痰、清肺和胃、降逆止呕的功效。

霜桑叶(别名家桑),性寒,味苦,具有疏散风热、清肺润燥、平肝明目的功效,适用于风热感冒、肺热燥咳、头晕头痛等。

芦根(别名芦茅根),性寒,味甘,具有清热泻火、生津止渴、除烦止呕的功效,适用于热病烦渴、胃热呕吐等症状。

薄荷茶

辛凉解表、祛除热风

【配方】薄荷30克,人

第四章 祛疾健康茶

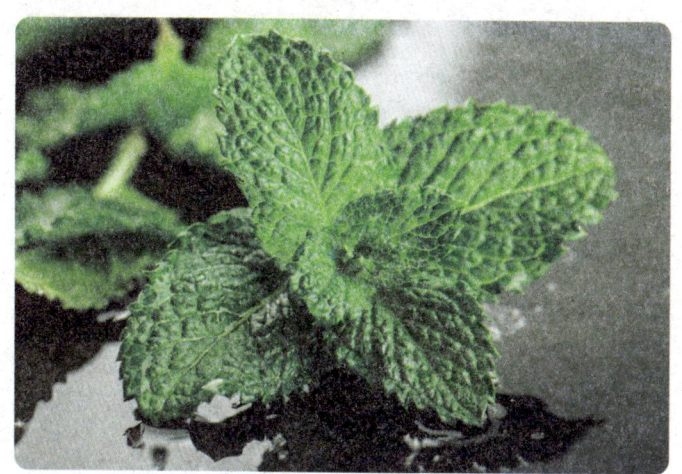

参5克,麻黄2克,生姜、蜂蜜各适量。

【做法】将薄荷、人参、麻黄、生姜研成末煎煮,随后去渣取汁,按个人喜好加入适量蜂蜜即可。

【用法】每日1剂,不拘时,可频饮。

【茶疗功效】本茶具有发汗解热、辛凉解表、提神醒脑、清热利咽的功效。薄荷能发汗解热、辛凉解表;麻黄能宣泄肺热;人参能益气补虚。

【健康叮咛】适合风热感冒、头痛、咽喉肿痛、咳嗽不爽者饮用。但风寒感冒、无汗者不宜饮服。薄荷茶中含有丰富的挥发油,具有刺激性,不宜给孕妇、产妇及婴幼儿饮用。

【材料详解】薄荷(别名野薄荷),性凉,味辛,具有清利头目、疏散风热的功效。

麻黄（别名龙沙、狗骨），性温，味辛，具有发汗散寒、宣肺平喘、利水消肿的功效，适用于风寒表实证、胸闷喘咳、水肿、痰多等症状。

生姜（别名姜），性温，味辛，具有开胃止呕、化痰止咳、发汗解表的功效，适用于外感风寒、鼻塞、流清鼻涕等症状。

人参（别名山参、园参、人衔），性平，味甘、微苦，具有大补元气、补脾益肺的功效，适用于劳伤虚损、厌食、倦怠等症状。

🌸 清暑金香茶

清热解毒、润肺止咳

【配方】金银花6克，淡竹叶5克，香薷、杏仁各3克，绿茶1克，以及适量的蜂蜜。

【做法】将上述材料（除蜂蜜外）一并放入锅中，加入热水冲泡。静置10分钟后，加入蜂蜜调味，即可享用。

【用法】每日冲泡一剂，可随时温热饮用，不限次数。

【茶疗功效】此茶中的金银花具有显著的清热解毒作用，能有效缓解因热毒引起的咽喉肿痛、热毒疮痈等症状，同时对暑热引起的不适也有良好的调理作用；香薷尤其适合在暑湿季节饮

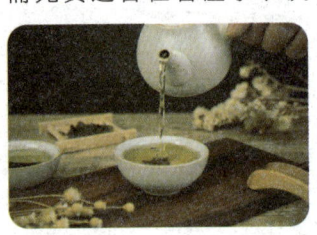

用，能够缓解因暑湿引起的头痛、身重、无汗等症状，可帮助身体排出多余湿气，恢复清爽；杏仁性微温，味苦，归肺、大肠经，具有宣肺止咳、降气平喘的功效，对于咳嗽、气喘等症状有显著的缓解作用，同时还能润肠通便，改善因肠道干燥引起的便秘问题。

【健康叮咛】茶方中的杏仁成分仅适用于因外感风寒而咳嗽和因大肠干燥而便秘等病症，慢性肠炎、干咳无痰及腹泻患者不宜饮用，产妇、幼儿、糖尿病患者应避免饮用。另外，杏仁的用量也须控制。

桑叶茶

祛风解表、清热明目

【配方】桑叶、枸杞子各5克，蜂蜜、甘草适量。

【做法】将桑叶洗净切碎，与蜂蜜、枸杞子、甘草混合，加水拌匀。置于锅中小火炒至不黏手，取出放凉。每次取10克，加水煎煮，取汁即可。

【用法】每日1~2剂，可频饮。

【茶疗功效】此茶具有祛风解表、清热明目的功效。桑叶能清肺润燥，对多种原因引起的高血糖症状有缓解作用。枸杞子能养肝润肺，甘草能清热解毒。

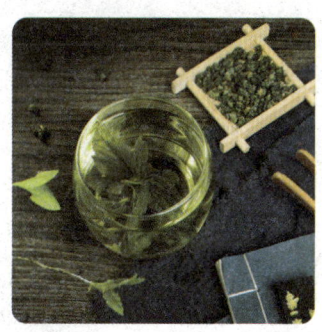

【健康叮咛】桑叶茶不宜过量饮用。用于治疗肥胖症和糖尿病时,建议在每日正餐前饮用,效果更佳。适合咳嗽少痰、咽痛者,但风寒感冒引起的咳嗽、咳痰清稀者不宜服用。

【材料详解】桑叶(别名家桑、荆桑),性寒,味甘,具有清肺润燥的功效,适用于急性结膜炎、肺热燥咳等症状。

甘草(别名粉甘草、甘草梢、甜根子),性平,味甘,具有清热解毒、缓急止痛、祛痰止咳的功效。

蜂蜜(别名石蜜、石饴),性平,味甘,能补充体力、消除疲劳、抑菌杀菌,适用于皮肤暗黄、失眠等问题。

枸杞子(别名枸杞红实、苟起子),性平,味甘,具有养肝润肺、滋补肝肾的功效,适用于腰膝酸痛、眩晕耳鸣、虚劳咳嗽等症状。

🌸 紫苏叶茶

发汗解表、止咳祛痰

【配方】紫苏叶20克,甘草5克,枸杞子3克,蜂蜜适量。

【做法】将紫苏叶和甘草捣碎,放入杯中,用沸水冲泡,15分钟后,加入枸杞子,待温度适宜,加入蜂蜜调味即可。

【用法】每日1剂,频频温饮。

【茶疗功效】本茶具有解表散寒、开胃健脾、解毒安胎、改善贫血的功效。紫苏叶能解热,抑制葡萄球菌生长,促进胃液分泌,增进胃肠蠕动,缓解支气管痉挛和

第四章 祛疾健康茶

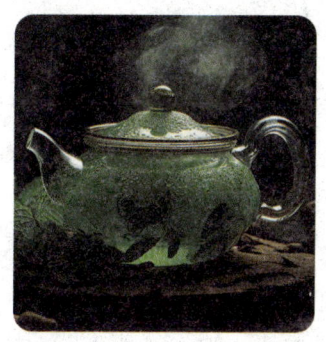

炎症。

【健康叮咛】适合风寒感冒初起,表现为发热、恶寒、无汗、头痛者饮用。但高热有汗者不宜饮用。紫苏茶含有大量草酸,不宜长期大量饮用,否则容易导致上火。气虚体弱者也不宜饮用。

【材料详解】紫苏叶(别名苏叶),性温,味辛,具有散寒解表的功效,适用于外感风寒、恶寒发热、头痛无汗等症状。

甘草(别名粉甘草、甘草梢、甜根子),性平,味甘,具有清热解毒、缓急止痛、祛痰止咳的功效,适用于脾胃不适、倦怠乏力、心悸气短等症状。

蜂蜜(别名石蜜、石饴),性平,味甘,能够补充体力、消除疲劳、抑菌杀菌,适用于皮肤暗黄、失眠等问题。

枸杞子(别名枸杞红实、苟起子),性平,味甘,具有养肝润肺、滋补肝肾的功效,适用于腰膝酸痛、眩晕耳鸣、虚劳咳嗽等症状。

青蒿茶

清暑益气、退热解毒

【配方】青蒿15克,甘草5克,洞庭碧螺春2克,蜂蜜适量。

【做法】将青蒿、甘草和洞庭碧螺春用80℃左右热水冲泡15分钟,加入蜂蜜调味。

【用法】每日1剂,不拘时,可频饮。

【茶疗功效】青蒿具有抗疟、清热解暑的功效;甘草能补中益气、清热解毒,与青蒿搭配,既能减轻苦味,又能发挥退热作用,同时保护脾胃。

【健康叮咛】脾胃虚寒、大便溏泄、感冒发热者及女性经期不宜饮用。

【材料详解】青蒿(别名草蒿),性寒,味苦,具有清热解暑的功效,适用于暑邪发热、阴虚发热、疟疾寒热等症状。

甘草(别名粉甘草、甘草梢、甜根子),性平,味甘,具有清热解毒、缓急止痛、祛痰止咳的功效,适用于脾胃不适、倦怠乏力、心悸气短等症状。

蜂蜜(别名石蜜、石饴),性平,味甘,能够补充体力、消除疲劳、抑菌杀菌,适用于皮肤暗黄、失眠等问题。

洞庭碧螺春(别名碧螺春),性寒,味苦,具有止渴生津、清热消暑、祛风解表的功效,适用于心血管疾病、便秘、心绞痛、腹痛等问题。

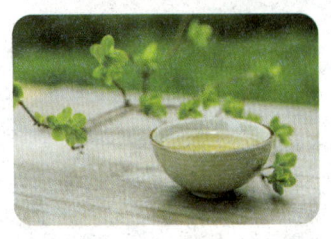

第五章

四季养生茶

本章深入融合中医养生与茶饮养生的理论精髓，结合丰富的实践经验，全面探讨养生茶在不同季节的饮用。从四季的气候变化出发，分析其对人体的影响，为每个季节精心挑选了适合家庭制作的养生茶饮方。这些茶方藏着四季养生的大智慧：春喝花茶疏肝气，夏饮凉茶降心火，秋品果茶润肺燥，冬煮根茶补肾阳。春季万物复苏，人体的肝气开始变得旺盛。此时，喝花茶可以疏肝气，帮助身体适应春天的生机勃勃。蒲公英茶等花茶的芬芳香气能缓解心情郁结，让身体和心灵都充满活力。夏季烈日炎炎，人容易上火。此时，饮凉茶可以降心火，为身体带来清凉的感受。三鲜解暑茶、绿豆茶等茶品的清爽口感能缓解

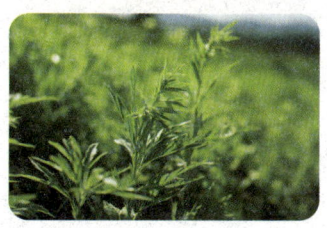

身体的燥热,提升舒适感。秋季天气干燥,此时品果茶可以润肺燥,缓解秋燥带来的不适。梨膏茶甘甜可口,滋养身体,让皮肤也变得更加水润。冬季寒冷来袭,人体的肾阳容易受损。此时,不妨煮些苹果皮茶,为身体提供热量,增强身体的抵抗力。

这些养生茶不仅能帮助调节身体机能,还能针对各种常见症状进行调理。内容讲解深入浅出,方便读者理解和操作,是家庭日常保健的实用指南。

❀ 蒲公英茶

消肿散结、清热解毒

【配方】蒲公英20克,洞庭碧螺春、枸杞子各5克,蜂蜜适量。

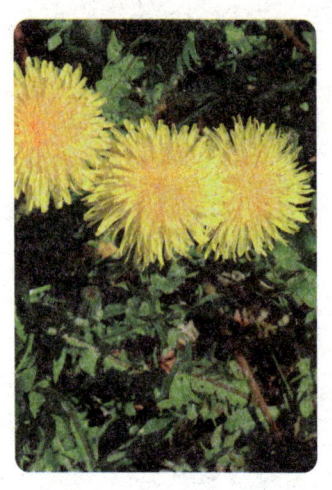

【做法】锅中加入蒲公英和枸杞子,加水煎煮,过滤取汁。用此汤汁冲泡洞庭碧螺春,温热时加蜂蜜,搅拌均匀即可。

【用法】每日1剂,随时饮用。

【茶疗功效】本茶饮有助于抗病毒、清热利尿,适用于乳腺炎、尿道炎、咽喉肿痛、肝病等。其中,蒲公英清热解毒,洞庭碧螺春生津止渴，枸杞子养肝润肺，蜂蜜保护肝脏、补充体力。

【健康叮咛】蒲公英茶是一种具有显著药用价值的天然饮品，具有清热解毒、消肿散结的功效，能够有效缓解因热毒引起的咽喉肿痛、扁桃体炎、乳腺炎等炎症，同时还能清肝明目，对结膜炎有辅助治疗作用。此外，蒲公英还具有利尿消肿的效果，可以帮助排出体内多余的水分和毒素。需要特别注意的是，蒲公英茶还具有一定的降血压功效，对于低血压者而言，饮用蒲公英茶可能会引发头晕、乏力、心慌等不适症状。因此，低血压者应谨慎饮用蒲公英茶，或在饮用前咨询医生，以确保安全。

第五章　四季养生茶

❀ 桑菊香豉茶

发汗止渴、利咽润燥

【配方】桑叶、菊花、香豉各6克，梨皮3克，蜂蜜适量。

【做法】将桑叶、菊花、香豉、梨皮清洗干净入锅煎煮。用茶漏过滤得到汤汁，温热时即可加入蜂蜜搅拌饮用。

【用法】每日1剂，不拘时，可频饮。

【茶疗功效】本茶能发汗止渴、利咽润燥。

【健康叮咛】适合风寒、头痛、咽干鼻燥者饮用。

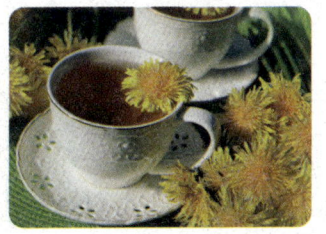

【材料详解】菊花（别名野菊花），性寒，味苦，具有清热解毒的功效，适用于湿疹、皮炎、风热感冒。

桑叶（别名家桑、荆桑），性寒，味甘，能疏散风热，适用于急性结膜炎、眼睛肿痛等症。

香豉（别名淡豆豉、淡豉），性平，味苦，具有解肌发表、宣郁除烦的功效，适用于寒热头痛、心烦、胸闷、虚烦不眠等症。

梨皮（别名鸭梨皮），性凉，味甘，具有清心润肺、降火生津、和胃止咳的功效，适用于咳嗽、吐血、心烦失眠等症。

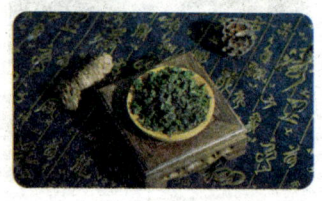

乌梅茶

生津止渴、养胃益气

【配方】乌梅500克，甘草60克，生姜、蜂蜜各适量。

【做法】乌梅用清水浸泡1小时，放在蒸笼上蒸30分钟，再与甘草、生姜一起捣烂，冲水泡茶，视个人口味加蜂蜜即可。

【用法】每日1剂。

【茶疗功效】生津止渴、调养脾胃、抗疲劳。乌梅生津敛肺；甘草补脾益气、清热解毒、调和诸药；生姜开胃止呕、化痰止咳、发汗解表。

【健康叮咛】适合虚热口渴、胃呆食少、胃酸缺乏者。感冒发热、咳嗽多痰、胃酸过多者及痢疾、肠炎初期患者不宜食用。

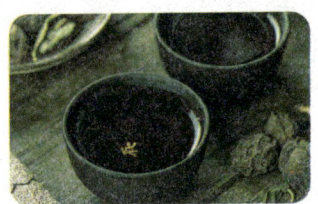

【材料详解】乌梅（别名酸梅、黄仔），性平，味酸，可敛肺涩肠，适用于肺虚久咳、虚热烦渴等症。

甘草（别名粉甘草、甘草梢、甜根子），性平，味甘，具有清热解毒、缓急止痛、祛痰止咳的功效，适用于脾胃不适、倦怠乏力、心悸气短等症。

蜂蜜（别名石蜜、石饴），性平，味甘，可补充体力、消除疲劳、抑菌杀菌，适用于皮肤暗黄、失眠等症。

生姜（别名姜），性温，味辛，开胃止呕、化痰止咳、发汗解表，适用于外感风寒、鼻塞等。

菠菜根茶

清热润燥、养血止血

【配方】菠菜根250克，甘草、枸杞子各4克，生姜3克。

【做法】将菠菜根、甘草、枸杞子和生姜彻底洗净后，一并放入锅中，加入适量清水。开火煎煮，待水沸腾后，继续煮10~15分钟，用茶漏过滤后即可饮用。

【用法】每日1剂，不拘时，可频饮。

【茶疗功效】本茶配方独

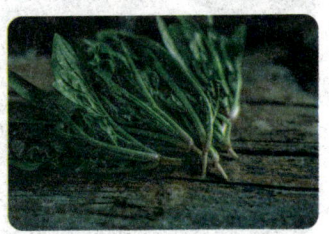

特，综合了各种天然食材的药用功效，具有清热润燥、养血止血的显著作用，适合因内热引起的口干舌燥、便血、咯血等症状的人群饮用。菠菜根能利五脏、通血脉、止渴、润肠。甘草作为传统中药材，性平味甘，归心、肺、脾、胃经，具有补脾益气、清热解毒、祛痰止咳、缓急止痛的功效。它不仅能增强脾胃功能，还能缓解咳嗽、痰多等症状，同时其清热解毒的作用有助于调节身体内环境，减轻炎症反应。枸杞子能养肝、润肺、滋补肝肾、益精明目。生姜可开胃止呕、化痰止咳、发汗解表。综合来看，这是一款适合多种体质人群饮用的健康茶饮。

【健康叮咛】避免过量饮用，以免增加消化系统负担，引起不适。存在消化不良问题的人群应谨慎饮用。

❀ 竹叶薄荷茶

消暑清热、利咽润喉

【配方】竹叶、薄荷各5克，绿茶3克，蜂蜜适量。

【做法】将竹叶和薄荷

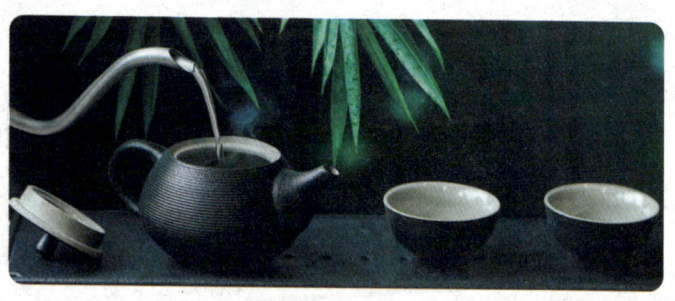

洗净后加水煎煮,之后去渣取汁。用汤汁冲泡绿茶,加入蜂蜜调味,即可饮用。茶放凉后可放入冰箱冷藏保存。该茶适合夏季解暑、清热、润喉。

【用法】每日1剂,不拘时,可频饮。

【茶疗功效】此茶饮具有清热消暑、润喉利咽之效,特别适合在炎热季节或身体出现内热症状时饮用。竹叶可清热除烦、生津利尿;薄荷能疏散风热、清利头目、利咽透疹、疏肝行气;蜂蜜能保护肝脏、补充体力、消除疲劳、增强抵抗力。这款茶饮综合了竹叶的清热利尿、薄荷的清凉利咽和蜂蜜的滋养润燥等多种功效,不仅适用于心烦失眠、口疮口渴、尿道症等内热症状,对于高血糖人群也有一定的辅助调理作用。其温和的配方适合大多数人饮用,尤其在夏季或身体出现内热时,能够帮助清热解暑、润喉利咽,提升身体的整体舒适感。

【健康叮咛】脾胃虚寒者、孕妇和哺乳期妇女不宜饮用。

❀ 双荷饮

止血化瘀、清暑降脂

【配方】藕节、荷叶各37克,枸杞子5克,蜂蜜适量。

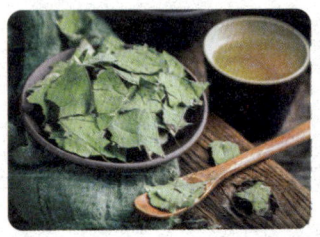

【做法】将藕节、荷叶和枸杞子捣碎,放入茶杯中。冲入沸水,待水温适宜,加入蜂蜜调味,即可饮用。

【用法】每日1~2剂,不拘时,可频饮。

【茶疗功效】本茶具有清热消暑、调节血脂、止血化瘀的功效。

【健康叮咛】本茶适宜吐血、衄血、尿血、崩漏者饮用。

【材料详解】藕节(别名光藕节),性平,味涩,具有止血散瘀的功效,适用于眼热赤痛、大便下血等症状。

荷叶(别名莲叶),性凉,味苦、辛、微涩,具有消暑利湿、健脾升阳的功效,适用于暑热烦渴、头痛眩晕、水肿、腹胀等症状。

蜂蜜(别名石蜜、石饴),性平,味甘,能够补充体力、消除疲劳、抑菌杀菌,适用于皮肤暗黄、失眠等问题。

枸杞子(别名苟起子、枸杞红实),性平,味甘,具有养肝润肺、滋补肝肾、强身健体的功效,适用于虚劳精亏、腰膝酸痛、眩晕耳鸣等症状。

绿豆茶

消暑解渴、清热解毒

【配方】绿豆30克,洞

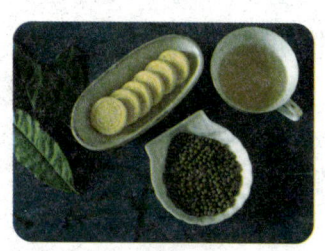

庭碧螺春9克,甘草5克,蜂蜜适量。

【做法】将绿豆、洞庭碧螺春和甘草一同放入锅中,加水煎煮。用茶漏过滤取汁,温热时加入蜂蜜,搅拌均匀后即可饮用。

【用法】每日1剂,不拘时,可频饮。

【茶疗功效】绿豆在本茶中发挥清热消暑、凉血解毒的作用;洞庭碧螺春具有止渴生津、清热消暑、解毒消食、通便治痢、祛风解表等功效;甘草能补脾益气、清热解毒、祛痰止咳、缓急止痛、调和诸药。

【健康叮咛】本茶适合热毒内盛、酒后烦躁不安者饮用。

【材料详解】洞庭碧螺春(别名碧螺春),性寒,味苦,具有清热消暑、解毒消食、祛风解表的功效,适用于心血管疾病、便秘等问题。

甘草,性平,味甘,具有清热解毒、缓急止痛、祛痰止咳的功效,适用于脾胃不适、倦怠乏力、心悸气短等症状。

蜂蜜,性平,味甘,能够补充体力、消除疲劳、抑菌杀菌,适用于皮肤暗黄、失眠等问题。

绿豆,性寒,味甘,具有清热消暑、凉血解毒的功效,适用于跌打损伤、表皮肿毒等症状。

🌸 苹果陈皮茶

降火润燥、解暑开胃

【配方】陈皮5克,苹果1个,绿茶3克,蜂蜜适量。

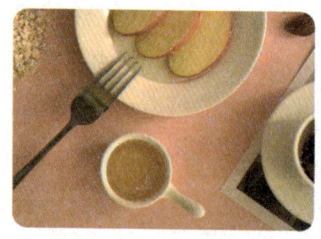

【做法】将苹果洗净去皮,切成小丁,与陈皮、绿茶一起放入锅中,加水煎煮5~10分钟,让食材的营养成分充分释放。用茶漏过滤,取清澈的茶汁,待温热时加入蜂蜜调味,搅拌均匀后即可饮用。

【用法】每日1剂,不拘时,可频饮。

【茶疗功效】苹果富含多种维生素和矿物质,具有生津止渴、润肺健脾、益胃养心的功效;陈皮能理气健脾、燥湿化痰,缓解胃部不适;绿茶具有清热解暑、生津止渴、解毒消食的作用,有助于提神醒脑;蜂蜜则能保护肝脏、补充体力、消除疲劳,增强身体抵抗力。此茶特别适合在炎热的夏季饮用,可帮助调节身体机能,缓解因高温引起的不适,同时为身体补充营养,增强抵抗力。

🌸 柠檬茶

【配方】红茶30克,柠檬2片,甘草5克,蜂蜜适量。

【做法】将柠檬、甘草放入锅中,加水煎煮,过滤取汁。用此汤汁冲泡红茶,加入蜂蜜,即可饮用。

【用法】每日1剂,不拘时,可频饮。

【茶疗功效】此茶能生津止渴,消暑解烦,开胃助消化。其中,柠檬可化痰止咳，生津健脾；红茶利尿，消炎杀菌，提神消疲。

【健康叮咛】适宜糖尿病、高血压、贫血、感冒、骨质疏松、风湿病、坏血病、肾结石患者饮用。

【材料详解】柠檬（别名柠果），性平，味酸，可化痰止咳，适用于百日咳、维生素C缺乏症。

甘草（别名粉甘草、甘草梢、甜根子），性平，味甘，可清热解毒、缓急止痛、祛痰止咳。

蜂蜜（别名石蜜、石饴），性平，味甘，能补充体力、消除疲劳、抑菌杀菌，适用于皮肤暗黄、失眠等问题。

红茶（别名乌茶），性温，味甘，可消炎杀菌、提神消疲、延年益寿，适用于肠胃不适、食欲不振、尿急、水肿等症。

❀ 三鲜解暑茶

清凉解暑、芳香化浊

【配方】荷叶50克，藿香30克，芦根10克，蜂蜜适量。

【做法】藿香、荷叶、芦根捣碎，放入杯中，冲入开水，浸泡10分钟后，加入蜂蜜调味，即可饮用。

【用法】每日1剂，不拘时，可频饮。

【茶疗功效】此茶具有芳

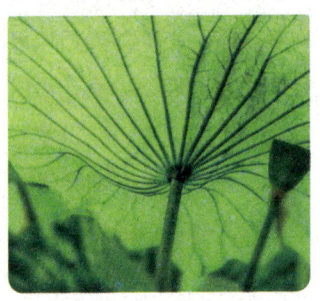

香化浊、清凉解毒的功效。其中,藿香能止呕止泻、发汗解表,对于夏季因暑湿引起的呕吐、腹泻有缓解作用;荷叶可消暑利湿、健脾升阳、散瘀止血,有助于缓解夏季暑热、头昏脑胀等症状;芦根能清热泻火、生津止渴、除烦止呕、利尿,对于热病烦渴、胃热呕吐有一定效果。

【健康叮咛】本茶特别适合夏季饮用,对于长时间在户外工作或活动的人群,以及容易在夏季感到不适的人,如中暑、食欲不振、头昏脑胀者,有很好的预防和缓解作用。但须注意,由于荷叶和芦根性寒,体质虚寒者应适量饮用,孕妇及哺乳期妇女在饮用前最好咨询医生意见。

❀ 百合阿胶茶

促进代谢、补肺润燥

【配方】百合、阿胶各32克,桔梗、麦门冬各31克,桑叶10克,蜂蜜适量。

【做法】将阿胶放入锅中至烊化;将百合、桔梗、麦门冬、桑叶研成末后,全部倒入阿胶汁中,摇晃均匀,加入蜂蜜调味。

【用法】每日1剂,不拘时,可频饮。

【茶疗功效】此茶具有促进代谢、补肺润燥的功效。

【健康叮咛】本茶适宜慢

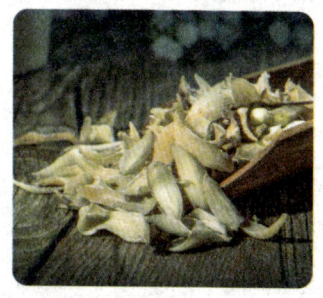

性支气管炎患者以及咳嗽、口干舌燥者饮用。由于阿胶性平，体质虚寒者可适量饮用，但不要过量。孕妇及哺乳期妇女须遵医嘱。

【材料详解】百合（别名强瞿、番韭、山丹），性寒，味甘，可润肺止咳，适用于肺痨久咳、咳嗽痰血。

阿胶（别名阿胶珠），性平，味甘，可补血止血、滋阴润燥、美容养颜，适用于出血、贫血、眩晕等症。

桔梗（别名包袱花、铃铛花、僧帽花），性微温，味苦、辛，可宣肺利咽、祛痰补血，适用于咳嗽痰多等症。

麦门冬（别名麦冬），性微寒，味甘、微苦，可滋阴润肺、益胃生津，适用于肺燥干咳、阴虚劳嗽等症。

桑叶性寒，味甘、苦，可疏散风热、清肺润燥、平肝明目，适用于风热感冒、肺热燥咳、头晕头痛等症。

川贝茶

化痰止咳、清肺润肺

【配方】绿茶、川贝母各6克，生姜3克，蜂蜜适量。

【做法】将川贝母、生姜洗净后放入锅中，加水煮沸，去渣取汁。用此汁冲泡绿茶，加入蜂蜜调味即可。

【用法】每日1剂，不拘时，可频饮。

【茶疗功效】此茶具有化痰止咳、清肺润肺的功效。其中，川贝母能清热润肺、化痰止咳，适用于肺热咳嗽、痰黄黏稠；绿茶可止渴生津、清热消暑、解毒消食、通便治痢；生姜能开胃止呕、化痰止咳，对于风寒感冒引起的咳嗽有一定的缓解作用；蜂蜜具有保护肝脏、补充体力、消除疲劳、增强抵抗力、杀菌的功效，能够滋润肺部，缓解咳嗽症状。

【健康叮咛】本茶适宜咳嗽、痰多、肺热、肺燥者饮用。由于生姜性温，体质偏热者应适量饮用，以免加重体内热症。此外，孕妇和哺乳期妇女处于特殊阶段，身体机能较为敏感，川贝母虽然具有良好的药用价值，但可能会对孕妇和哺乳期妇女的身体产生一定的影响。因此，孕妇和哺乳期妇女应严格遵循医嘱，避免自行饮用，以免对自身和胎儿或婴儿的健康造成潜在风险。

❀ 沙参麦门冬茶

润肺清燥、退热止渴

【配方】沙参、麦门冬、桑叶各6克，蜂蜜适量。

【做法】将沙参、麦门冬、桑叶研成末，放入杯中，冲入沸水，浸泡15分钟后，加入蜂蜜调味。

【用法】每日1剂，不拘时，可频饮。

【茶疗功效】此茶具有润肺清燥、祛热止渴的功效。其中，沙参可清热养阴、润肺止咳，适用于肺热咳嗽、阴虚燥咳等症状。麦门冬可滋阴润肺、益胃生津、清心除烦，适用于肺燥干咳、阴

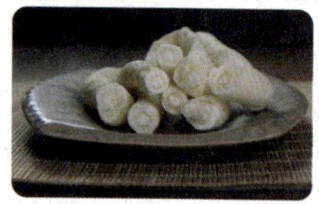

虚劳嗽。桑叶疏散风热、清肺润燥、平抑肝阳、清肝明目、凉血止血，适用于风热感冒等症。

【健康叮咛】本茶适宜肺燥咳嗽、干咳少痰、咽干口燥者饮用。然而，由于桑叶性寒，体质虚寒者饮用后可能会加重体内的寒气，导致胃部不适、腹泻、畏寒等症状。因此，体质虚寒者在饮用本茶时应谨慎，建议根据自身体质适量饮用，避免过量摄入寒性成分对身体造成不良影响。孕妇及哺乳期妇女须遵医嘱。

❀ 梨膏茶

润肺止渴、利咽生津

【配方】款冬花、百合、麦门冬、川贝母各15克，梨1个，蜂蜜适量。

【做法】将梨洗净去皮切块，与款冬花、百合、麦门冬、川贝母一同入锅，加水煎煮，滤渣取汁。待汤汁温热时，加入蜂蜜调味。

【用法】每日2剂，不拘时，可频饮。

【茶疗功效】此茶具有润肺止渴、利咽生津的功效。其中，梨生津润燥、清热化痰，适用于热病伤津、咽干口渴等症；款冬花性温，可润肺下气；百合清心安神、补中益气，适用于肺痨久咳、咳嗽痰血等症；麦门冬可滋阴润肺、益胃生津、清心除烦；川贝母性凉，味苦、甘，可清热润肺、化痰止咳，适用于肺热咳嗽、痰黄黏稠等症。

【健康叮咛】梨膏茶对于肺燥咳嗽、干咳少痰、咽干喉痛等症状有一定的缓解作用，但在饮用时须根据个人体质进行调整。由于川贝母性凉，体质虚寒者饮用后可能会加重体内的寒气，导致胃部不适、腹泻、畏寒等症状。因此，体质虚寒者在饮用梨膏茶时应谨慎，避免过量摄入寒性成分对身体造成不良影响。

苹果皮茶

健脾补气、生津止渴

【配方】苹果皮50克，绿茶1克，蜂蜜、甘草适量。

【做法】将苹果皮洗净，与甘草、绿茶一同冲入开水，待水温适宜，加入适量蜂蜜调味即可。

【用法】每日1剂，不拘时，可频饮。

【茶疗功效】此茶配方科学，综合了多种食材的天然功效，具有健脾补气、生津止渴的作用，适合多种体质和症状的人群饮用。绿茶具有止渴生津、清热消暑的功效，适用于热病伤津、口渴烦躁者。苹果皮性平味甘，归脾、胃经，具有降逆和胃的作用，能够帮助调节胃部功能，缓解因胃失和降引起的恶心呕吐、胃部不适等症状。此外，它还能为身体补充丰富的膳食纤维和维生素，增强免疫力。蜂蜜能保护肝脏、补充体力、消除疲劳、抗菌，适用于肝功能不佳、身体乏力、疲劳过度等

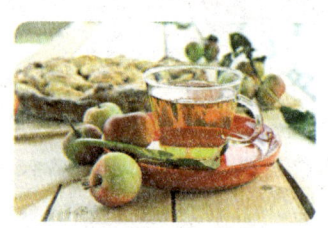

症。甘草性平味甘,归心、肺、脾、胃经,具有止咳化痰、清热解毒、缓急止痛的作用,适用于咳嗽痰多、咽喉不适等症状,还能调和诸药,增强茶饮的整体功效。

❀ 二冬二母茶

清热化痰、润肺止咳

【配方】麦门冬、天门冬、知母各6克,川贝母3克,蜂蜜适量。

【做法】研磨麦门冬、天门冬、知母、川贝母至末状,将其放入杯中,冲入沸水。15分钟后,加入蜂蜜调味,即可饮用。

【用法】每日1剂,分2~3次饮用。

【茶疗功效】此茶配方科学,具有较好的清热化痰、润肺止咳功效,特别适合肺燥、阴虚引起的干咳少痰、咽喉干痒、声音嘶哑等症状的人群饮用。其中,麦门冬性寒味甘、微苦,归肺、心、胃经,能够滋阴润肺、益胃生津,是治疗肺燥干咳、阴虚劳嗽、胃阴不足的常用中药材,尤其适合因阴虚引起的口干舌燥、干咳无痰等症状。天门冬能养阴清热、润燥生津,适用于热病伤阴、燥咳痰黏、阴虚发热;知母可清热泻火、生津润燥,适用于热病烦渴、肺热燥咳、骨蒸潮热;川贝母能清热润肺、化痰止咳。本茶既能清热化痰,又能润肺止咳,特别适合在干燥季节或因热病引起肺燥咳嗽、阴虚内热时饮用,能够有效缓解不适,滋养肺阴,改善呼吸系统健康。

虾仁茶

提神镇静、增加营养

【配方】虾仁50克,洞庭碧螺春2克,枸杞子5克,蜂蜜适量。

【做法】洗净虾仁,与洞庭碧螺春、枸杞子一同入锅煎煮,之后用茶漏过滤取汁,待温热时加入适量蜂蜜即可饮用。

【用法】每日1剂,不拘时,可频饮。

【茶疗功效】本茶具有提神镇静、增加营养的功效。其中,虾仁可补肾壮阳,适用于肾虚阳痿、腰脚无力等症;洞庭碧螺春能止渴生津、清热消暑,适用于热病伤津、口渴烦躁、暑热烦渴等症;枸杞子可养肝润肺、滋补肝肾、强身健体,适用于虚劳精亏、腰膝酸痛、眩晕耳鸣等症;蜂蜜能补充体力、消除疲劳、抑菌杀菌,适用于身体乏力、疲劳过度、皮肤暗黄、失眠等症。

【健康叮咛】此茶适合有阳痿、精冷清稀等症状的人群饮用,具有温阳补肾、益精壮阳的功效。虾仁富含营养,可调节身体机能,补充肾气,从而达到强身健体、改善体质的效果。长期饮用有助于提高男性健康水平,增强自信心。

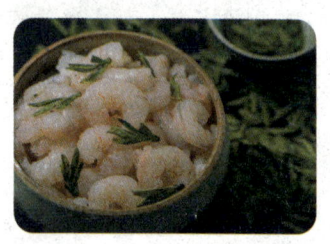